Neurodermitis juckt mich nicht mehr!

Ein natürlicher 3-Stufenplan zur Heilung von Neurodermitis bei Kindern

www.neurodermitis-baby.info

Ein Arzt, der nie selber krank war,
ist kein guter Arzt.

Konfuzius

INHALT

VORWORT

Entstanden ist dieses Buch aus vielen Erfahrungen mit all den dazugehörigen (teils negativen) Erkenntnissen und (Ent-)Täuschungen, aus denen wir eine Menge lernen konnten.

Der Vorteil für Sie:

Alle Erfahrungen, die wir schon gesammelt haben, brauchen Sie nicht noch einmal zu machen. Sie können direkt von unserem Wissen profitieren und brauchen auf diese Weise nicht teuer dafür zu bezahlen, so wie wir das im Lauf der Jahre getan haben. Unsere Odyssee dauerte rund 4 Jahre bis wir uns aus dem Dschungel der falschen Heilversprechen auf den Pfad der Königsklasse gefunden haben, um die Neurodermitis loszuwerden.

Das Ekzem bringt Betroffene nicht selten an den Rand der Verzweiflung. Da wir selbst sehr viel durchgemacht haben, weiß ich, wie Sie sich oder Ihr Kind fühlen, täglich von quälendem Juckreiz, trockener, brennender oder nässender Haut geplagt zu werden!

„Wer heilt hat Recht", besagt ein altes Sprichwort, daher ist es mir ein Bedürfnis allen Betroffenen und Interessierten weiterzugeben, wie wir auf natürliche Weise die Krankheit geheilt und wieder Lebensqualität gewonnen haben.

Ihre Gesundheit ist meine Motivation!

Ich möchte Sie ermutigen nicht aufzugeben bzw. anzufangen an sich selbst sowie an die Gesetzmäßigkeiten der Natur zu glauben.
Mit diesem Beitrag, möchte ich nicht behaupten, den Stein der Weisen gefunden zu haben. Ich will ausschließlich beschreiben, welcher Weg uns zur Heilung geführt hat. Vertrauen Sie Ihrem gesunden Bauchgefühl und spüren Sie selbst, ob dieser Weg auch für Sie der richtige ist, das Hautproblem loszuwerden.

Weitere Informationen zu diesem Buch finden Sie unter: www.neurodermitis-baby.info

Die Umstände sind mächtig.
Deine Innere Kraft auch.
Vertrau´ ihr!

Wenn wir Eltern werden, wird unser bisheriges Leben weitgehend auf den Kopf gestellt. Auf der einen Seite kann wohl niemand eine so bedingungslose Liebe in uns wecken, wie ein kleines Kind.
Auf der anderen Seite bringt uns auch kaum jemand so an unsere Grenzen. Man tut alles Erdenkliche, um ein glückliches und vor allem gesundes Kind heranwachsen zu sehen.

Ich war 36 Jahre alt und zählte schon beinahe zu den Spätgebärenden, als ich mit unserem Sohn schwanger war.
Ich durfte zum Glück im Großen und Ganzen eine positive Schwangerschaft erfahren. Bis auf eine leichte Übelkeit in den ersten drei Schwangerschaftsmonaten konnte ich mich nicht beklagen.

Da es mein erstes Kind war, das ich zur Welt brachte, wollte ich natürlich nichts falsch machen und habe alle angebotenen Untersuchungen wahrgenommen, um mögliche Risiken auszuschließen. Angefangen von der monatlichen Ultraschalluntersuchung über die Blutwerte, einer Fruchtwasseruntersuchung bis hin zur Pränataldiagnostik.
Heute würde ich weitgehend auf die Untersuchungen, die das Gesundheitswesen anbietet, verzichten. Ich bin der Überzeugung, dass sie für das heranwachsende Kind nicht nur Stress mit Folgen sondern auch mögliche gesundheitliche Schäden bedeuten können.

So beispielsweise die Ultraschalluntersuchung, die zur Diagnostik von organischem Gewebe eingesetzt wird. Diese Untersuchung funktioniert nach dem Echoprinzip, ähnlich wie beim Echolot auf der Seefahrt. Physikalisch liegen diese Schallwellen über dem menschlichen Hörbereich. Wir können Töne von 16 bis ca. 18.000 Hz wahrnehmen. Der Ultraschallbereich liegt zwischen

20.000 Hz und 1.000 MHz. Manche Tiere, wie z. B. Fledermäuse und Delphine haben einen Hörbereich, der teilweise im Ultraschallbereich liegt.
Pränataler Ultraschall erzeugt sekundäre Schwingungen in der Gebärmutter, die das Kind hören kann. Diese Geräusche haben die Lautstärke eines Discolautsprechers bei einem Abstand von 1 Meter – nämlich 100 Dezibel.
Die Bewegungen des Embryos, welche häufig bei dieser pränatalen Untersuchung zu erkennen sind, bedeuten nicht ein Aufwachen aus dem Schlaf oder gar ein freundliches Winken, sondern sind verzweifelte Versuche, den lauten Schallwellen zu entfliehen!

Welche Eltern würden das ihrem ungeborenen Kind antun, wenn sie ausreichend darüber informiert wären? Ebenso den Vaginalultraschall während der hochsensiblen Embryonalentwicklung zur Feststellung der Schwangerschaft halte ich für unnötig, da es wesentlich ungefährlichere Möglichkeiten, zum Feststellen einer Schwangerschaft gibt.

Haben Sie sich schon einmal gefragt, was Frauen in Ländern machen, denen diese Möglichkeiten nicht offen stehen? Sie bringen ebenso gesunde Kinder zur Welt. Und die Zahl der Neurodermitiserkrankungen liegt weitaus niedriger als in unseren Industrieländern.

Ganz im Gegenteil, diese Frauen stimmen einige Zeit, ja sogar manchmal bis zu 2 Jahre, ihren Körper auf eine Schwangerschaft ein.
Sie ziehen sich zurück und vollziehen Reinigungsrituale, um dem Ungeborenen ein reines Milieu für eine gesunde Entwicklung zu bieten und um ihre eigene Mitte zu finden.

Diese Erkenntnisse sollen aber nicht bedeuten, dass die Ultraschalldiagnostik und Fruchtwasseruntersuchung die Auslöser von Neurodermitis sein sollen. Ich möchte hiermit speziell auf den Stressfaktor hinweisen, welcher dem ungeborenen Kind zugemutet wird, über den ich mir im Vorfeld nicht die geringsten Gedanken machte. Denn Stress, der „sauer macht", ist durchaus ein Faktor für Neurodermitis, worauf ich später noch näher eingehen werde.

Nach einer vermeintlich normalen, 40 wöchigen Schwangerschaft, war es nun soweit und ich brachte einen „anscheinend" gesunden Jungen zur Welt. So stand es jedenfalls nach der Erstuntersuchung schwarz auf weiß im U-Heft.
Wir waren überglücklich und emotional sehr gerührt, dieses Wunder in unseren Armen zu halten.

Ich hatte mir ein stillfreundliches Krankenhaus ausge-

sucht, in dem besonderer Wert darauf gelegt wird, dass die Kinder gestillt werden und bei der Mutter im Bett bzw. Zimmer untergebracht sind, um das sogenannte Bonding zwischen Mutter und Kind zu fördern.
Ich hatte mich von Anfang an für das Stillen entschieden, da die Muttermilch alle notwendigen Inhaltsstoffe, die das Baby benötigt enthält und durch kein anderes „künstliches“ Milcherzeugnis ersetzt werden kann. Muttermilch enthält mindestens 400 Nährstoffe, die nicht in Milchersatz zu finden sind.

Studien haben gezeigt, dass Babys, die ausschließlich gestillt wurden, mit einem deutlich besseren Immunsystem ausgestattet sind. Muttermilch enthält Anti-körper und das Stillen gibt Ihrem Kind Widerstandskräfte gegen Erkrankungen mit, gegen die auch die Mutter selbst immun ist.

80 Prozent des Immunsystems sitzt im Darm. Bis der Darm eines Neugeborenen ausgebildet und besiedelt ist, dauert es bis zu zwei Jahre. Während des Immunaufbaus erkennt das System nur das körpereigene Eiweiß der Muttermilch, deshalb kann es durch artfremde Proteine, wie z.B. Kuhmilch zu allergischen Reaktionen kommen.
Stillen ist wichtig für die richtige Gehirnentwicklung des Kindes. Gestillte Kinder tendieren dazu, einen hö-

heren IQ zu haben als Kinder, die mit Kunstmilch gefüttert wurden.

Stillkinder entwickeln sich emotional besser. Der physische Akt des Stillens ist eines der angenehmsten Dinge für ein Neugeborenes. Ein Kind mit einer Flasche allein zu lassen, gibt ihm weniger Gefühl von Sicherheit oder Schutz.
Wenn Frauen keine körperlichen Einschränkungen haben, die das Stillen unmöglich machen, rate ich jeder Mutter dringend dazu, ihr Baby zu stillen.

Doch eine sehr wichtige Voraussetzung für das Stillen ist, sich genügend Zeit zu nehmen und sich keinem psychischen oder physischen Druck auszusetzen sowie sich Mineral- und Vitalstoff reich zu ernähren. Damit meine ich jegliche Stressfaktoren bewusst zu meiden, denn dies hat nicht nur negative Auswirkungen auf die Mutter sondern auch auf das Baby und nicht zuletzt auf den Milchfluss.

Die Family Media GmbH beschreibt dies sehr treffend: Nach der Geburt empfinden Mütter großes Glück! Wenn das Baby mit den kleinen Fingern Ihre großen Finger umklammert oder ihr vier Monate altes Kind Sie mit diesem unwiderstehlichen Lächeln verzaubert, spüren Sie tiefe Zufriedenheit.

Doch es gibt auch andere Momente, Augenblicke großer Erschöpfung: Das Geschirr steht mittags noch auf dem Tisch, die Bügelwäsche türmt sich , weil das Kleine nur auf Ihrem Arm Ruhe gibt. Mitunter ist die junge Mutter sogar zu müde, die Zärtlichkeit ihres Mannes zu genießen.

Dass die erste Zeit mit einem Baby neben großer Erfüllung auch Stress bedeutet, bestätigt eine aktuelle Umfrage des Emnid-Instituts unter 1019 Müttern: 25 Prozent der Befragten gaben darin offen zu, ausgebrannt zu sein und eine Auszeit zu brauchen, ein weiteres Viertel fühlte sich häufig gereizt. Der Alltag mit der Familie kann sehr anstrengend sein.
Das ist nicht ungewöhnlich. Doch viele Mütter setzen sich mit einem überhöhten Anspruch selbst unter Druck. Sie glauben, alles allein schaffen zu müssen und scheitern genau an diesem Anspruch. Dabei ist es wichtig, sich unter die Arme greifen zu lassen.

In Afrika sagt man: Es braucht ein ganzes Dorf, umein Kind großzuziehen. Leider gehören Großfamilien hierzulande der Vergangenheit an.

Wenn man keine Familie, durch welche Umstände auch immer in der Nähe hat, die einem den Rücken stärkt, gerät man in diesen Teufelskreis. Denn eigentlich sind es ja Oma und Opa, die tagsüber normalerweise die Zeit hätten, um Unterstützung zu leisten.

In unserem Fall war es so, dass meine Schwiegereltern in England leben und meine eigenen Eltern zu diesem Zeitpunkt mit fast Achtzig Jahren zu alt waren, um dieser Rolle gerecht zu werden.
Dass dieser Faktor von so immenser Wichtigkeit ist, hatte ich vor der Schwangerschaft nicht einkalkuliert, geschweige denn darüber nachgedacht.

So bin auch ich unfreiwillig diesem Perfektionismus erlegen. Dies mag mitunter auch daran gelegen haben, dass meine eigene Erziehung diesem Druck, allem gerecht werden zu müssen unterlag und ich zu diesem Zeitpunkt noch nicht in der Lage war, aus dieser Haltung auszubrechen, ohne ein schlechtes Gewissen zu haben.

Was das Stillen an sich betraf, wollte unser Sohn alle 2-3 Stunden gestillt werden. Wenn man bedenkt, dass jedes Stillen im Durchschnitt noch mindestens 30-40 Minuten in Anspruch nimmt, fühlte sich das für mich an, als würde ich unentwegt nur stillen. So hatte ich fortwährend das Gefühl nicht genügend Zeit für all die anderen „unwichtigen“ Dinge, wie z. B. Haushalt zu haben und setzte mich somit selbst künstlich unter Druck.

In unserem Fall hatten wir uns dazu entschieden, dass mein Mann die Elternzeit übernimmt und ich nach dem Mutterschutz, also bereits nach 8 Wochen, meinen Arbeitsplatz wieder antreten wollte.
Zum einen lag dies daran, weil es sich aus beruflicher Sicht bei meinem Mann angeboten hatte und ich auf der anderen Seite Angst um meinen vermeintlich sicheren Arbeitsplatz hatte.
Obwohl ich meinem Mann diese Betreuungszeit voll und ganz zugetraut habe und dazu die Emanzipation den Vätern ebenfalls noch gewisse Parts abverlangt, was die Kinderbetreuung betrifft, würde ich heute anders entscheiden!
Nicht, weil der Vater seiner Rolle nicht gerecht wurde, sondern weil es die Natur so eingerichtet hat, dass Babys beiderlei Geschlechts sich im Allgemeinen besser in der Obhut ihrer Mütter entwickeln. Mütter sind intuitiv besser auf die subtilen Äußerungen ihrer Kinder eingestimmt und reagieren angemessener auf ihre Bedürfnisse.
Da die Aufgabe des Stillens trotz Rollentausch bei mir blieb und ich auch nachts noch zwei Mal zum Füttern gebeten wurde, fühlte ich mich bereits nach drei Monaten, im wahrsten Sinne des Wortes, ausgelaugt. Was zur Folge hatte, dass der Hunger unseres Sohnes offensichtlich nicht mehr ausreichend gestillt wurde.
Aus diesem Grund habe ich mich entschieden, mit so-

genanntem Milchersatz zuzufüttern und langsam abzustillen, damit unser Kind, welches immer häufiger unleidig wurde, satt werden konnte.

Doch dies war der Beginn unseres Leidensweges.
Schon nach kurzer Zeit bemerkten wir, dass unser Baby kleine Pickelchen im Gesicht bekam und sich ein Milchschorf auf seinem Kopf gebildet hatte.
Doch dies beunruhigte uns zunächst nicht, zumal eine Freundin noch gesagt hatte, sie glaube, dass dies eine harmlose Baby-Akne sein könnte, von der viele Babys betroffen seien. Erfahrungsgemäß würde diese nach einiger Zeit verschwinden.
Vom Milchschorf ganz zu schweigen. Dieser beunruhigte uns ebenfalls noch nicht, da auch hier rund 70% aller Neugeborenen betroffen sind. Da dies aber die ersten Anzeichen einer Neurodermitis sein könnten, dahingehend verschwendeten wir allerdings noch keinen Gedanken! Zumal wir bis dato von dieser Krankheit im familiären Umfeld auch noch nicht tangiert wurden.

Zwei Wochen später entdeckte ich dann voll Schrecken gelbe Krusten am Ohr unseres Babys. Im ersten Moment hatte ich den Verdacht, dass es getrockneter Eiter sein könnte, der aus dem Ohr geflossen sein muss. Etwa eine Mittelohrentzündung? Ich bin natürlich noch am selben Tag zum Kinderarzt gefahren, um diesen Zustand abklären zu lassen. Doch der Arzt nahm mir zunächst die Angst und bestätigte, dass es kein Eiter sei. Er erklärte mir, dass diese gelben Krusten das Anfangsstadium einer Neurodermitis bedeuten könnten.

Doch diese Diagnose war bestimmt nicht besser, zumindest was den Heilungserfolg und die Zukunft betrifft. Ich war so vor den Kopf geschlagen, dass ich zu dem damaligen Moment gar keine weiteren Fragen stellte oder etwa langfristige Therapiemaßnahmen besprach. Der Kinderarzt hat ihm eine sogenannte „Linola®Fettsalbe“ verordnet, um die betroffenen Hautstellen um das Ohr herum zu pflegen.
In der Verpackungsbeilage informierte ich mich darüber, dass Linola-Fett die ideale Fettcreme zur Behandlung sehr trockener, rissiger oder juckender Haut, wie sie z. B. bei Neurodermitis vorkommt ist. Linola-Fett enthält als Wirkstoff ungesättigte Fettsäuren (u.a. Linolsäure), die für die Barrierefunktion der gesunden Haut notwendig sind, unterstützt die Abwehrbereitschaft der Haut gegenüber Reiz- und Schadstoffen,
fördert den natürlichen Regenerationsprozess der Haut und wirkt Entzündungen sowie Juckreiz entgegen. Diese Informationen ließen mich hoffen, dass so wieder alles geheilt werden könnte. Und der Diagnose Neurodermitis räumte ich in meinen Gedanken erst einmal keinen Platz ein.

Der Kinderarzt bat mich, die Haut weiterhin zu beobachten und uns gegebenenfalls wieder vorzustellen.

Doch auch nach tagelangem, fleißigen Schmieren wurde die Haut nicht besser, im Gegenteil!
Die Haut besonders an den Bäckchen, wo einst kleine Pickelchen waren, wurde immer rauer und geröteter.
Mit der Zeit war auch die Haut an den Beinen und Armen, speziell in den Beugen von juckenden Entzündungen betroffen. Unser Kind hat mittlerweile ausgesehen, als ob man es mit einem Reibeisen rau und wund gescheuert hätte. Um die entzündeten Hautstellen vor weiterem Kratzen zu schützen, zog ich unserem Sohn vorübergehend Socken über die Hände.
Ich war verzweifelt!

Inzwischen hatte ich noch zwei weitere Sorten Milchpulver ausprobiert, da ich den Verdacht hatte, dass es von der Milchersatznahrung kommen müsste, denn solange ich stillte war Babys Haut schließlich noch in Ordnung.

Parallel dazu suchte ich erneut unseren damaligen Kinderarzt auf, und stellte unser Baby erneut vor.
Nach eingehender Anamnese bestätigte uns der Arzt, dass es sich hier um die Merkmale einer Neurodermitis handle. Er klärte uns auf, dass dies mit ziemlicher

Sicherheit auf den Milchersatz zurückzuführen sei, was ich ja selbst bereits vermutete.

Er empfahl uns, auf HA-Nahrung (Hypoallergene Nahrung) umzustellen und hat uns eine Musterpackung dieser Nahrung sowie ein Rezept für eine Antibiotika-Salbe mitgegeben, damit sich die betroffenen Hautstellen nicht noch bakteriell entzündeten.
Die medizinisch geprüfte HA-Nahrung vermittelte uns im ersten Moment Hoffnung, selbst wenn eine Monatspackung mehr als das zehnfache der herkömmlichen Nahrung im Handel kostete.

Der Arzt klärte uns auf, dass das Immunsystem ein Eiweiß an seiner Struktur erkennt und bei Fremdeiweiß eine allergische Reaktion auslösen kann. Bei den HA-Nahrungen ist deshalb das Kuhmilcheiweiß durch Hydrolyse in kleine Peptide gespalten, die vom Immunsystem des Säuglings nicht mehr als fremd erkannt werden sollen.

Mit diesem HA-Pulver und dem Rezept für das Antibiotikum in der Tasche gingen wir nach Hause. Und die vermeintliche Lösung des Problems stützte sich komplett auf die Hypoallergene Nahrung. Für uns war es einleuchtend, dass ein noch unausgebildetes Immunsystem fremde Eiweißbausteine nicht akzeptiert und dies über die Haut äußert.

Doch hinsichtlich des Antibiotikums hat mein Bauchgefühl rebelliert: „Alles, nur keine Antibiotika auf die Haut dieses zarten Geschöpfes", denn bis zu diesem Zeitpunkt war noch keine bakterielle Infektion aufgetreten und das Antibiotikum würde das Immunsystem nur noch mehr schwächen.

Wer brennende Probleme unter den Teppich kehrt,
zündet sein Haus an.

An dieser Stelle hatte ich den Eindruck, dass die Schulmedizin zum Thema Neurodermitis einen unzureichenden Kenntnisstand hat. Um sich aus der Verantwortung zu ziehen, wählt sie den Ausweg Antibiotika. Mir war klar, dass ich mit diesem „aggressiven Sälbchen" nur die Symptome unterdrücken würde, um unangenehmen Fragen wie: „Was hat denn der Kleine im Gesicht" aus dem Wege zu gehen. Und gleichzeitig würde es in dem kleinen Körper kräftig weiter wüten.
Meine Angst, einen Teufelskreis entstehen zu lassen, dass sich die „Krankheit" anders ausdrücken könnte, etwa in Form von Asthma, war zu groß. Also wanderte das Rezept direkt in den Papierkorb.

Doch was noch schlimmer war ist, dass die ohnehin schon entzündeten Haustellen nach der Gabe von HA-Nahrung erst richtig aufgeblüht sind, als ob sich das Feuer jetzt erst richtig entfachte.
Enttäuscht stellte sich mir die Frage, ob die in dem Pulver zusätzlich enthaltenen chemischen Inhaltsstoffe ebenfalls nicht vom dem unreifen Immunsystem akzeptiert wurden, wie z.B. Taurin, welches einer unter vielen der aufgeführten Stoffe war.
Die Haut unseres Babys sah nach den ersten Gaben wie vergiftet aus. Wir waren ratlos!
Wir versuchten es noch mit einem anderen HA-Präparat, doch dieser Weg war zumindest für uns eine offensichtliche Sackgasse und Enttäuschung.

An diesem Punkt angelangt, drängte sich mir permanent der Gedanke „Zurück zur Natur" auf. Doch ich sah den Wald vor lauter Bäumen nicht und hatte keine Ahnung wo der richtige Ansatz sein könnte.

Ich wollte nur eines: „Raus aus der Odyssee künstlich, chemisch und von Zusatzstoffen gespickt!"
Da es kein Zurück zur Mutterbrust gab, habe ich mich unermüdlich an jedem Strohhalm festgeklammert und alle erdenklichen Mittel sowie Empfehlungen aus unterschiedlichen Richtungen und Quellen ausprobiert, die uns auch nur ansatzweise weiterhelfen hätten können.

Uns war kein Weg zu weit und kein Produkt zu teuer, nur um diesem Problem auf die Schliche zu kommen. Es musste eine Ursache geben, sei es körperlicher oder seelischer Natur.

Ich bin von einem Heilpraktiker zum anderen, vom Homöopathen bis zum Kinesiologen, vom Gesundbeter bis zum Wunderheiler gerannt, doch leider ohne größeren Erfolg. Es war ab und zu eine leichte Linderung festzustellen doch nie der erhoffte Durchbruch zur Heilung bzw. Genesung.

Die nächste Idee war, eine Wasseranalyse in unserem Haus durchführen zu lassen. Ich vermutete eine Schwermetallvergiftung. Warum? Wir wohnen in einem älteren Haus, welches zwar bezüglich Renovierung und Wartung gut im Schuss ist. Dennoch wussten wir nicht genau, wie alt die Wasserrohre waren.
Da in Bezug auf Neurodermitis auch immer wieder das Thema Schwermetalle und Kupfer diskutiert werden, war dies eventuell ein Ansatz: Die Milchpräparate könnten mit vergiftetem Wasser angemischt worden sein. Somit forderte ich bei einem vertrauenswürdigen Labor die entsprechenden Utensilien an, um unser Trinkwasser untersuchen zu lassen. Gleichzeitig informierte ich mich auch noch bei unserem Hauseigentümer, wie alt die Rohre im Haus seien, um vorab

mögliche Rückschlüsse ziehen zu können. Doch dieser bestätigte uns, dass die Rohre in den 80ger Jahren gewechselt wurden und aus Eisen seien. Dennoch wollte ich hundertprozentig sicher gehen und wartete ungeduldig auf das Ergebnis der Wasserprobe.

„Doch auch hier falscher Alarm! Leider oder zum Glück?"
Leider, weil die Suche weiterging und zum Glück, da wir alle unbeschwert unser Wasser aus der Leitung weiter trinken konnten. Die Untersuchung ergab sogar Spitzenwerte, da wir in unserer Region Quellwasser beziehen und keiner der untersuchten Parameter auch nur im Geringsten über dem Grenzwert lag.
Dies war der Beweis für uns, dass die Rohre nicht mit Schwermetall belastet sind.

Als dieser falsche Verdacht nun ausgeräumt war, grübelte ich weiterhin, wie ich unserem Kleinen zuerst Linderung an den juckenden Hautpartien verschaffe und versuchte es auf natürliche Weise mit den unterschiedlichsten Cremes und Sälbchen. Ich nahm jede Empfehlung wahr und verschlang sämtliches Informationsmaterial, was auch nur annähernd auf eine Heilung hindeutete. Angefangen von Nachtkerzenöl, AloeVera-Gel, Stiefmütterchencreme über Teebaumöl bis hin zu zusammengemischten Cremes vom Heilpraktiker über

Umschläge aus Liebstöcklsud usw. Nichts von all diesen Mitteln hat eine zufriedenstellende Wirkung hinsichtlich der entzündeten Hautpartien gebracht.
Ich muss zugeben, dass die Intensität der Entzündung bei manchen Produkten abflachte, doch nie längerfristig. Unser Kleiner war ein Versuchskaninchen geworden.

Welche Pflegeprodukte uns geholfen haben

Fast am Ende der Fahnenstange, was die dermatologische Pflege betrifft, hatte ich mich mit Produkten aus der Region befasst und eine ***Bio-Pflegecreme von der Firma Töpfer (Allgäu)*** mit Bio-Weizenkleie, Bio-Ringelblume, Bio-Olivenöl, Bio-Shea Butter und Wiesenschaumkrautöl entdeckt, die sich vorläufig als Segen für seine Haut herausstellte.
Die Creme versprach, die trockene und empfindliche Haut des Säuglings zu pflegen, Feuchtigkeit zu spenden und die Haut zu schützen.
Sie würde Entzündungen vorbeugen sowie Rötungen abklingen lassen. Dabei frei von Farb-, Konservierungs- und synthetischen Duftstoffen sein. Das dermatologische Testergebnis erreichte die Bestnote „sehr gut“.
Da mir die meisten Inhaltsstoffe, bis auf das Wiesenschaumkrautöl ein Begriff waren, informierte ich mich sofort via Internet über die Eigenschaften dieser Pflanze.

Die Inhaltsstoffe waren Senföl, Bitterstoffe, Mineralien (Kalium, Magnesium, Schwefel), das Spurenelement Eisen und Vitamin C.
Das Kraut versprach eine belebende und blutreinigende Wirkung und wird bei Hautausschlägen eingesetzt.
Diese Argumente überzeugten mich und ich nahm mir vor, dies als letzten Versuch von bereits unzähligen wahrzunehmen.
Es war ein heißer Sommertag und wir hatten den Nachmittag an einem nahegelegenen See verbracht.
Als wir am frühen Abend nach Hause kamen und unseren kleinen Mann gebadet hatten, da er immer sehr schwitzte, trugen wir erneut voller Hoffnung die verheißungsvolle Creme im Gesicht und den übrigen Körperstellen auf. Ich muss sagen, die Creme hatte durch die enthaltenen Öle für mich einen solch angenehmen Duft, dass ich mich am liebsten selbst damit eingeschmiert hätte.

Am nächsten Morgen, als ich voller Spannung in sein Bettchen blickte, um festzustellen welche Wirkung sich ergeben hatte, war ich sprachlos.
Die Entzündung lies extrem nach und die rauen Stellen hatten sich um einiges geglättet.
Wir waren erleichtert, die erste Hürde überwunden zu haben, nämlich unserem Kind Linderung vom Juckreiz und der Entzündung seiner Haut verschafft zu haben.

Dennoch liegt die Betonung auf Linderung „des Symptoms“.
Damit möchte ich zum Ausdruck bringen, dass die Ursache dadurch noch nicht behoben war.

Ziegenmilch - der perfekte Muttermilchersatz

Unser kleiner Sprössling war nun rund 5 Monate alt und wir recherchierten weiter, welche Alternativen wir bezüglich der Ernährung bei einem Baby haben.
Dabei bin ich immer wieder auf das Thema Ziegenmilch gestoßen.

Die Vorteile dieses natürlichen Produktes gegenüber den chemischen Erzeugnissen lagen auf der Hand.
Das Restrisiko, welches gegen ein tierisches bzw. fremdes Eiweiß sprach, nahmen wir in Kauf, zumal dies bei Ziegenmilch gering ausfiel, da diese in Struktur und Aufbau der Muttermilch am ähnlichsten ist.

Wir haben das Glück auf dem Land zu wohnen, ja sogar in den Bergen und da ist es nicht selten, dass Ziegen gehalten werden, um die steilen Hänge, die nicht mit Maschinen bewirtschaftet werden können, abgrasen zu lassen. Was für uns bedeutete, in den Genuss von frisch gezapfter Bioziegenmilch direkt vom Hof zu kommen.

Doch auch im Bioladen oder gut sortierten Handel ist Bio-Ziegenmilch erhältlich.

Von nun an bin ich zweimal wöchentlich zu diesem Hofladen gefahren und habe frische Milch für jeweils 3 Tage gekauft und zu Hause abgekocht, um diese von eventuellen Keimen zu befreien. Dann habe ich sie in Flaschen abgefüllt und im Kühlschrank gelagert.

Nun aber zu den Vorteilen von Bio-Ziegenmilch:
Kleinbetriebe gestalten unsere Landschaft, machen sie schön und vielfältig!
Milch von frei lebenden, artgerecht gehaltenen, glücklichen Ziegen. „Ein gutes Gefühl? Ja verdammt gut!"
Keine Leistungsförderer, keine Konservierungsstoffe, arbeiten nach altbewährtem Handwerk und somit ein Endprodukt mit Bioverfügbarkeit.
(Bioverfügbarkeit ist eine Messgröße für den Anteil eines Wirkstoffes, der unverändert im systemischen Kreislauf (speziell im Blutkreislauf) zur Verfügung steht. Sie gibt an, wie schnell und in welchem Umfang der Stoff aufgenommen (resorbiert) wird und am Wirkort zur Verfügung steht).

Was da drin steckt ist ein kleines Stück Natur. Jeder einzelne Baustein in unserer Nahrung, welchen wir natürlich belassen und gesund zuführen, hilft unserem

Körper zu leben, zu heilen oder einfach in Funktion zu bleiben. Weniger ist mehr!

Die gesundheitsfördernde Wirkung der Ziegenmilch hatte schon Hippokrates (460 – 375 v. Chr.) erkannt und sie an Patienten als Heilmittel verabreicht. Für die heilige Hildegard von Bingen (1098 – 1179) war Ziegenmilch unentbehrlich für eine gesunde Küche.
Auch Paracelsus (1493 – 1541) kannte deren heilsame Wirkung.

In den siebziger Jahren erwähnte Frau Doktor Chalmers aus England: „Ziegenmilch ist für die Ernährung gesunder Wesen und für solche, die an Neurodermitis, Ekzemen, oder Asthma leiden, ein idealer Ersatz."

Zahlreiche Studien beweisen die Wirkung der Ziegenmilch auf unsere Gesundheit: Ziegenmilch ist eine ausgezeichnete Quelle für die Vitamine A, B1, B2, B6, B12, Niacin, Pantothensäure, Vitamin D und E.

Die Ziegenmilch wird nicht nur wegen ihres Gehalts an Vitaminen und Aminosäuren geschätzt, sondern wegen des Vorkommens von Orotsäure (Ziegenmilch enthält 3-4 mal soviel Orotsäure wie Kuhmilch). Orotsäure wird dem Vitamin B-Komplex zugeordnet und bewirkt eine stark regenerierende Wirkung auf Zellen, speziell

der Leber und des Magen-Darm-Traktes. Der Anteil an Fett ist in Ziegen- und Kuhmilch ähnlich hoch, Ziegenmilch unterscheidet sich aber in ihrer Fettsäurezusammensetzung. Sie enthält mehr mittelkettige Fettsäuren und weniger langkettige Fettsäuren als Kuhmilch. Mittelkettige Fettsäuren sind schneller und somit leichter verdaulich.
Die Ziegenmilch ist die an Spurenelementen und Mineralstoffen reichste Milch.

Da unser Sohn noch keine Zähne für feste Nahrung hatte und auf ein flüssiges Nahrungsmittel angewiesen war, welches der Muttermilch glich, entschieden wir uns, das Gesundheitselixier von „Frau Ziege“ auf die Probe zu stellen.

An eine Heilung haben wir uns noch nicht getraut zu denken, aber eine Besserung haben wir uns insgeheim mit diesem Schritt erhofft und gewünscht.
Zwischendurch setzten wir immer wieder die entdeckte Biocreme ab, um festzustellen, wie es denn um die Haut bestellt ist.

Das Wunder Ziegenmilch nahm seinen Lauf. Bereits nach geraumer Zeit konnten wir eine Verbesserung der rauen und entzündeten Neurodermitispartien verbuchen. Die Haut an den Bäckchen und auch übrigen

Körperteilen, welche mehr oder minder betroffen waren, wurde sichtlich besser. Das heißt, diese großflächigen, roten Stellen sind nicht nur geschrumpft, sondern wurden auch sichtlich flacher. Auch der Juckreiz hatte abgenommen, denn wir konnten kaum noch feststellen, dass sich unser Kind kratzte.

Für uns war das, nach dieser Durststrecke, ein wahrer Meilenstein. Wir können somit behaupten, dass Ziegenmilch einen beträchtlichen Teil zur Heilung bzw. Linderung der Neurodermitis bei unserem Kind beigetragen hat.
So wurde uns bewusst, dass naturbelassene Nahrungsmittel eine wesentliche Rolle im Zusammenhang mit Neurodermitis spielten.

Nach zwei bis drei Monaten konnten wir einen guten Erfolg verbuchen und die Haut war zu 70% wieder in Ordnung.
(Diese genannten Prozentangaben sollen nur eine Orientierung für Ihre bildliche Vorstellungskraft sein).

Ist die Haut der Spiegel vom Darm?

Mit der Zeit begannen wir Frucht- und Gemüsepürees zuzufüttern. Und als sich die ersten Zähnchen breit machten stand natürlich auch einer festen Nahrung auf dem Speiseplan nichts mehr im Wege und die Milch konnte reduziert werden.

Doch nach geraumer Zeit stellten wir fest, dass je nach Ernährung, das Ekzem speziell in den Arm- und Kniebeugen, mehr oder minder wieder aufblühte. Es war ein stetiges Auf und Ab, zwar nicht halb so schlimm, wie zu Beginn, doch eine latente Neurodermitis begleitete uns nach wie vor.
Speziell bei Südfrüchten, wie Mandarinen, Kiwis oder Ananas war eine Verschlechterung wahrzunehmen.
Als Südfrüchte werden im Handel allgemein Früchte bezeichnet, die eine entsprechende Wärme und Sonnenbestrahlung benötigen, um zu reifen.
Die Südfrüchte, welche bei uns im Handel erhältlich sind, werden unreif geerntet und verkauft. Was zur Folge hat, dass wir zuviel Säuren aufnehmen, mit denen der Körper nicht fertig wird und über die Ausscheidungsorgane wie die Haut ausgeleitet werden.

Weiterhin hatte ich das latente Gefühl und Bedürfnis, mich intensiver mit dem Thema Nahrung auseinander zu setzten, doch der entscheidende Schritt diesbezüglich gelang mir durch „Assistent Zufall“ erst nach weiteren zwei Jahren. Um jetzt nicht vom Thema abzuweichen, werde ich erst im nächsten Kapitel eingehend darauf eingehen.

Zu jener Zeit arbeitete ich in einer Werbeagentur und hatte somit auch Kontakt zu Kunden. Zu unseren Mandanten gehörte eine Heilpraktikerin, die uns damals aufsuchte, um Flyer für ihre neue Praxis erstellen zu lassen. Diese besagte Frau war zuvor jahrelang als Kinderkrankenschwester tätig und hatte viel Erfahrung mit diversen Krankheiten gesammelt. Da sie sich nun in die naturheilkundliche Richtung spezialisiert hatte, konnte ich nicht umhin, sie zu fragen, ob sie denn einen guten Ratschlag hätte, was Neurodermitis bei Kleinkindern betrifft.

Sie wirkte auf mich sehr souverän und riet mir, dass sie sich an unserer Stelle auf den Darm konzentrieren würde. Da 80% des Immunsystems dem Darm zugeordnet sei, könne sie sich vorstellen, dass durch mein kurzzeitiges Stillen die Darmflora noch nicht vollständig ausgebildet war und dies der Grund sein könnte, warum das Kind bzw. sein System mit einer Abwehr reagierte. Das hörte sich für mich irgendwie einleuchtend an, doch gleichzeitig fragte ich, was denn dann mit den Kindern sei, die gar nicht gestillt werden.

Sie erklärte mir, dass jeder Mensch und sein System unterschiedlich ausgereift sei und falls eine Disposition mütterlicherseits vorliege, was den Darm angeht, könnte dies auch durchaus die Schwachstelle beim Kind sein. Mit dieser Aussage konnte sie punkten, zumal ich schon seit der Kindheit mehr oder minder Probleme mit meinem Darm hatte und ich mich immer wieder von Zeit zu Zeit mit Verdauungsproblemen, wie Verstopfung auseinander zu setzen hatte. Mit achtzehn Jahren hatte ich sogar einen Darmverschluss, der operativ behoben werden musste.

Weiter erläuterte Sie, dass wenn durch Fehlernährung, wie z.B. zu viel Zucker und Kohlenhydrate und durch zu wenig Ballaststoffe der Darm verschlackt sei und somit die natürlichen Bakterienstämme, welche von essentieller Wichtigkeit für ein gesundes Darmmilieu sind, untergraben würden und es dadurch von Seiten des Immunsystems zu allergischen Reaktionen kommen kann.
Dies sei ein Zeichen, dass der Körper möglicherweise mit der ihm zugeführten Nahrung, auf Grund unzureichend besiedelter Darmschleimhaut, nicht fertig würde.

Sind von den „guten Bakterien“ schon bei der Mutter unzureichend vorhanden, gibt es logischerweise beim

Baby auch Defizite. Dies waren für mich plausible Argumente und ich fragte sie, was ich unternehmen könnte.

Daraufhin hat sie mir das Mittel „Prosymbioflor®" zum Aufbau der Darmflora empfohlen, welches zur Regulation des Immunsystems beitragen sollte. Hierbei handelt es sich um medizinische Probiotika, welche der natürlichen Heilung helfen. Der Hersteller Symbiopharm beschreibt, dass ein intaktes Immunsystem ein ständiges Training durch Mikroben der unterschiedlichen Schleimhautfloren voraussetze. Bei gestörter Abwehrfunktion werden dem Patienten mit den Symbioflor-Präparaten physiologische Mikroorganismen zugeführt, die besonders auf das Mucosa-Immun-System (MIS) regulierend einwirken. Sie modulieren das Immunsystem, drängen Krankheitserreger zurück, stärken die körpereigene Mikroflora und sanieren den Darm. So beheben die medizinischen Probiotika auf natürlichem Wege die Ursache vieler Erkrankungen.

Auf Grund dieser Beschreibung habe ich mich selbst noch ausführlicher über das Produkt informiert. Mit einem positiven Gefühl habe ich die Tropfen bestellt und meinem Sohn mit der Milchmahlzeit, die er zum damaligen Zeitpunkt noch morgens und abends zu sich genommen hatte, verabreicht.

Nach einiger Zeit konnte man erkennen, dass die in dem Präparat enthaltenen Bakterienstämme ihre Arbeit verrichteten, nämlich die Darmschleimhaut zu besiedeln und damit eine gesunde Flora zu schaffen, um das Immunsystem zu stärken.
Wir konnten auch nach diesem Schritt einen weiteren Erfolg verbuchen und hatten das Gefühl, auf dem richtigen Weg zu sein.

Als unser Sohn nun schon 365 Tage zählte, hatte er sich soweit gut entwickelt und die Neurodermitis hatte sich im Verhältnis zu den Anfängen bis zu 80% zurückgebildet, zumindest was die Sichtbarkeit auf der Haut betrifft. Doch wir machten uns nichts vor, denn uns war stets bewusst, dass dieses Ekzem durch entsprechende Umstände wie z.B. der Nahrung oder eventuelle Stress-Situationen wieder zum Vorschein kommen könnte.

Zusammenhang Neurodermitis und Hyperaktivität?

Während unser Junge zum Kleinkind heranwuchs, fiel uns schnell auf, dass er ein sehr aktives und interessiertes Kind war, welches viel Aufmerksamkeit forderte und sich allein schlecht beschäftigen konnte bzw. wollte.
Stellten wir ihn in den Laufstall, dauerte es nicht lange, bis er aus Leibeskräften schrie, bis jemand von uns zur

Stelle war und ihn aus seiner Gefangenschaft erlöste. Versorgten wir ihn mit altersgerechtem Spielzeug, damit er selbst auf Entdeckungsreise gehen konnte, ließ er uns schnell spüren, dass es ihm zu langweilig war. Er wollte Beschäftigung, auch wenn wir ihm vorab Impulse zum eigenen Spielen lieferten. Ein paar Legobausteine aufeinander zu setzen war das höchste der Gefühle, es sei denn, wir leisteten ihm Gesellschaft und bespaßten ihn oder lasen was vor.

Ich konnte kein Telefongespräch für auch nur 3 Minuten führen, ohne dass er sich nicht lautstark bemerkbar gemacht hätte und meine Aufmerksamkeit komplett für sich beanspruchte.
Ich versuchte oft so zu tun als ob er in diesem Moment nicht da wäre oder ging in ein anderes Zimmer, mit der Folge, dass er mich bis dorthin verfolgte und erneut Beschäftigung einforderte.

Meistens musste ich meine privaten Gesprächspartner auf abends vertrösten, wenn unser Junge im Bett war.
Was Arztgespräche oder bürokratische Angelegenheiten betraf, musste ich stets diesen Horror von aufmüpfigem Störverhalten während des Gesprächs über mich ergehen lassen.
Ich war neidisch, wenn ich mit anderen Müttern ein Telefongespräch führte und das Kind völlig in sich ver-

sunken im Hintergrund spielte. Ich fragte mich: „Wie machen die das?“ Oder: „Was mache ich falsch?“
Auf Andere wirkte er zum Teil ungezogen, weil er wie aus dem Nichts Dinge durch die Gegend warf. Diese Angewohnheit war sehr nervenaufreibend und unangenehm.
Seine Vorliebe war es, wenn wir zu Tisch saßen, urplötzlich seinen Löffel oder den halbleeren Teller vom Tisch zu schleudern, so dass fast täglich der komplette Essbereich mit Speiseresten verwüstet war.

Ich fragte mich, was für diesen inneren Druck verantwortlich war, der sich da regelmäßig zusammenbraute? Mit der Zeit schrieb ich die Schuld schon mir zu, weil ich mittlerweile mit einer solch großen Anspannung zu Tisch ging und aus meiner Sicht, dies der Grund für sein Verhalten sein musste.
Auch meinem Mann missfielen diese Tischmanieren und er war zunehmend schlecht gelaunt.
Doch zu diesem Zeitpunkt fand ich keine positive und vor allem schnelle Lösung.

Auch wenn wir bei Oma und Opa zu Besuch waren, schmiss er regelmäßig trotz mehrmaligen Ermahnungen die Porzellanfiguren von der Vitrine auf den Boden (zum Glück Teppichboden), so dass sie mit der Zeit begannen, bei Ankündigung unseres Besuches, ihre De-

korationen außer Reichweite zu stellen. Und trotz allem flog regelmäßig eine Kuchengabel über den liebevoll gedeckten Kaffeetisch zum Gegenüber auf den Schoß oder auf den Kuchenteller! Peinlich kann ich nur sagen. An ein selbstständiges Spielen, auch nur für zehn Minuten, war gar nicht zu denken.
Ich musste auf Erziehungsmaßnahmen in diesen Momenten verzichten, da diese alles nur noch schlimmer gemacht hätten. Die einzige Konsequenz, die ich zu jenem Zeitpunkt treffen konnte und auch immer mal wieder getroffen habe war, einzupacken und nach Hause zu fahren. Mit der Folge, dass unser Sohn im Auto einen Trotzanfall bekam.

Fortwährend kreiste die Frage in meinem Kopf, ob es an unserer bzw. meiner Erziehung lag, die möglicherweise zu wenig Grenzen aufzeigte oder ich ihm zu viel Aufmerksamkeit zollte und er sich diese einforderte, wenn sie ihm nicht zuteil wurde oder ob dieses unruhige Verhalten eine andere Ursache haben könnte.

Eines Tages lernte ich am Spielplatz eine Mutter kennen, die mir das gleiche Verhalten ihres Sohnes beschrieb, was Tischmanieren und die allgemeine Unruhe anbelangte. Und es war meiner Meinung nach kein Zufall, dass auch dieser Junge von einer Neurodermitis betroffen war.

Natürlich war das für diese Familie ebenso unangenehm wie für uns und dennoch war es ein kleines Trostpflaster für mich.
Ein kleiner Lichtblick und Rätsel zugleich, ob es einen Zusammenhang zwischen dem atopischen Ekzem und Wesensmerkmalen geben könnte. Doch eine konkrete Antwort hatte ich zu diesem Zeitpunkt noch nicht parat, außer dass das Verhalten unserer Söhne eine Art Ventil sein musste.

Jedes Halt gibt Halt

Mein Mann und ich waren uns jedenfalls schnell einig, in der Erziehung klare Grenzen setzen zu müssen. Wir mussten uns einen klar strukturierten Tagesablauf mit abgesteckten Grenzen angewöhnen, die unserem Sohn Orientierung und Halt geben konnten.
Meinem Mann gelang dies viel besser als mir und er hatte somit die Zügel auch besser in der Hand um sich den nötigen Respekt zu verschaffen.
Ich befand mich stets in einem Zwiespalt, wenn es um Strenge ging. Da haben mir mein Mutterherz und meine Nerven oft einen Strich durch die Rechnung gemacht und zum Nachgeben veranlasst.
Da muss ich an dieser Stelle wirklich zugeben, nicht konsequent genug zu sein, unter anderem auch, weil

ich es als sehr anstrengend empfand, den ganzen Tag zu schimpfen und Verbote auszusprechen, da ich schließlich auch viel mehr Zeit mit ihm verbrachte als mein Mann, der mittlerweile wieder den ganzen Tag arbeitete.

Ich machte mir diesbezüglich immer wieder Gedanken und versuchte wirklich Schritt für Schritt diesen Teufelskreis zu durchbrechen, indem ich begann zu gewissen Dingen nein zu sagen und diese Konflikte auch durchzog, auch wenn es extrem ermattend war.

Beispiel: Unser Sohn war mittlerweile eineinhalb Jahre und in der Kinderkrippe. Jedes Mal, wenn ich ihn mittags abholte und nach Hause fuhr, bekam er einen kleinen Trotzanfall, sofern ich nicht bereit war, ihn die Treppe zu unserer Wohnung im zweiten Stock hochzutragen, mit der Begründung, er könne nicht mehr laufen.
Der Grund, warum ich ihn die ganze Zeit die Treppe hoch getragen habe war, weil ich diesem Konflikt schlichtweg aus dem Weg gehen wollte und ich es nicht ertragen konnte mit einem brüllenden Kind an der Eingangstüre zu diskutieren oder es die Stufen hinauf zu betteln.
Doch an dieser Stelle, wurde mir bewusst, wie groß die Macht der Gewohnheit und Rituale ist und ich das Ru-

der besser früher als später herumreißen muss.

Ich nahm mir vor, diesem Spielchen ein Ende zu setzen. Erstens um mich nicht herumkommandieren zu lassen, zweitens um meine Grenzen aufzuzeigen und drittens wurde mir unser Wonneproppen auch langsam aber sicher zu schwer.
Dies geschah allerdings unter anderem auch zum Leidwesen unserer Nachbarn, die dann über mehrere Tage ein lautstark brüllendes Kind im Treppenhaus hinnehmen mussten.
Auch für mich war diese Situation zum Haare raufen. Doch ich habe es dann konsequent durchgeführt mit der Begründung, dass ich ihn nicht mehr tragen könne, weil er mir zu groß und schwer geworden sei.
Dies wollte er natürlich nicht einfach so hinnehmen und hat, wie schon erwähnt, sich lauthals dagegen gewehrt. So nach dem Motto: „Die hat mich doch bis jetzt immer hochgetragen und das soll gefälligst auch so bleiben."
Doch ich ließ mich von meinem Plan nicht abbringen und lief somit täglich langsam unsere Flurtreppe hoch, während er sein Schauspiel, sitzend auf der ersten Treppe abzog. Unbeirrt, doch schweren Herzens ging ich weiter und sagte laut, dass er in Zukunft selbst hochlaufen müsse und ich oben auf ihn warten würde.
Mit dieser Aussage machte ich ihn meist noch wüten-

der bis er oft mit hochrotem Kopf und strampelnden Beinen am Boden lag.
Doch ich war mir auch sicher, dass er irgend wann damit aufhören würde und sich auf den Weg nach oben in unsere Wohnung machen würde.
Zum Glück hatten wir verständnisvolle Nachbarn und so zog ich das etwa eine Woche lang durch, mit dem Erfolg, dass das Treppen laufen irgendwann kein Thema mehr war.

Soviel zum Thema Trotzanfall und Konsequenz.
An dieser Stelle möchte ich noch erwähnen, dass Erziehung eine absolute Gratwanderung ist, wenn es darum geht, einerseits seinem Kind liebe- und verständnisvoll zu begegnen und andererseits konsequent Grenzen aufzuzeigen, die einem selbst in der Seele weh tun. Da half mir so manches Mal der Spruch von Jesper Juul: „Nein aus Liebe"
Damit beschreibt der Autor in seinem Buch, dass man sein Kind nicht grenzüberschreitend säen lassen darf, damit es später keine herbe Ernte von der Außenwelt einfährt. Denn da gibt es nicht immer ein Pardon und Verständnisbereitschaft, wie es Eltern, Familie oder Freunde leisten.

Um wieder aufs Thema zu kommen, war weiterhin auffällig, dass er stets alles machen wollte, was wir Erwachsenen

praktizierten, speziell was den Haushalt anging. Ich konnte kaum „mal schnell“ staubsaugen, putzen oder Wäsche aufhängen, ohne dass er mich nicht gebettelt hatte, ihm den Wischmopp oder Staubsauger in die Hand zu geben. Auch beim Kochen wollte er mit dabeisein, wenn es darum ging Eier für den Teig aufzuschlagen oder Karotten zu schälen und zu hobeln.
An einem anderen Tag traute ich meinen Augen nicht, als er plötzlich mit einem offenen Cuttermesser da stand und ein Paket öffnen wollte, mit der Begründung er könne das schon und würde gut aufpassen.

Da ich, wie schon erwähnt, nicht immer den Nerv hatte, ständig ein Nein oder Verbote auszusprechen, ließ ich ihn oft mitmachen, soweit es sich im sicheren Rahmen bewegte.
(Das Paket wurde allerdings von mir geöffnet).
Was natürlich zur Folge hatte, dass ich für alle Dinge doppelt so lange benötigte, wie normal und mich dadurch permanent selbst in eine Stresssituation manövrierte, da ich dann meistens mein Tagesziel nicht erreicht hatte.

Auf der anderen Seite war mir klar, wenn ich ihm alles verbiete, weil er angeblich für dies und jenes noch zu klein sei, würde er nicht nur das Interesse verlieren sondern ich würde das Erlernen der Fähigkeiten nur zeit-

lich auf einen späteren Zeitpunkt verschieben, was unter dem Strich auch nichts ändert. Somit „entschleunigte" ich bewusst den Tagesablauf und ließ ihn mit Hand anlegen. Das war immerhin noch die bessere Alternative, als ein missmutiges Kind am Rockzipfel zu haben. Was zur Folge hatte, dass er schon sehr früh Dinge konnte, die nicht unbedingt seinem Alter entsprachen.
Auch von Seiten der Kinderkrippe bekam ich des Öfteren die Rückmeldung, dass unser Sohn für sein Alter schon sehr weit sei.
An dieser Stelle wusste ich nicht, ob das gut oder schlecht war. Eine pädagogische Rückmeldung hatte ich nicht bekommen aber auch nicht eingeholt.
Als er das Alter von gut zweieinhalb Jahren erreichte, besänftigte ich mich und ordnete es immer noch der altersentsprechenden Phase zu.

Doch ich empfand den Alltag dadurch auch oft sehr anstrengend, da ich ständig versuchte, ausgleichend auf ihn einzuwirken.
Was darf er, was darf er nicht? Kann ich persönlich heute einen Anfall verkraften oder nicht? Sage ich ja, um meine Nerven zu schonen, da diese eh schon von Arbeitsalltag in der Firma strapaziert waren.
Gleichzeitig stellte ich mir selbst die Frage: warum arbeite ich eigentlich nebenbei und widme mich nicht vollkommen der Erziehung meines Kindes? Möglicher-

weise wären wir dann beide entspannter.

Doch im Umkehrschluss könnte dies bedeuten, dass er noch mehr Aufmerksamkeit von mir abziehen würde und beruhigte mich selbst erneut in dem ich mir sagte, wenn er in einem sozialen Umfeld, wie einer Kinderkrippe ist, wird er lernen, sich ein- und unterzuordnen. Wie würden das auch Familien mit mehreren Kindern machen oder hätten das unsere Vorfahren gemacht, die neben vielen Kindern noch Haus und Hof zu versorgen hatten, um die hungrigen Mäuler zu stopfen?

Also grübelte ich weiter. Was ist das? Was machen wir oder ich falsch? Liegt es etwa an meinen Gedanken, die mächtig genug waren, um diesen Zustand aufrechtzuerhalten? Gehört das wirklich zum Trotzalter oder rumort da noch etwas anderes in diesem kleinen Kinderkörper? Oder hängt es etwa doch mit der Neurodermitis zusammen, dass unser Sohn ständig unter innerem Druck stand?
Ich hatte das Gefühl, dass sich da irgendetwas Luft verschaffen wollte. Denn egal, ob wir liebevoll, diplomatisch, streng oder sehr streng mit ihm umgingen, er ließ sich häufig nicht beschwichtigen und explodierte plötzlich.
Sein Gemüt war wie seine Haut, die zu „explodieren“ begann, um etwas loszuwerden.

Damit blieb das Kapitel Neurodermitis noch offen und ich rüstete mich erneut, um diesem krankhaften Zustand den Kampf anzusagen. Somit verbrachte ich wieder viele Stunden im Internet und recherchierte zum Thema, um alle erdenklichen Richtungen abzuklopfen und einen möglichen Lichtblick zu entdecken. Mit dem Ausbruch der Neurodermitis und den damit verbundenen Recherchen ging stets das gesamte Kindergeld drauf und darüber hinaus noch mehr. Von dem Zeitaufwand ganz zu schweigen, denn ich setzte mich jede freie Minute mit diesem Thema auseinander.

Doch die meisten Internetseiten bezüglich Neurodermitis basieren auf schulmedizinischen Erkenntnissen, die zum größten Teil aussagen, dass die Ursachen für Neurodermitis weitgehend ungeklärt sind. Jedoch weiß man, dass die Erkrankung in vielen Fällen auf eine erbliche Veranlagung (genetische Disposition) zurückzuführen ist und Linderungen der Symptome durch Cortison und Antibiotika zu erzielen sind, die Krankheit an sich aber nicht heilbar ist.

Das kann doch nicht sein! Diese Aussagen haben mich nicht befriedigt, im Gegenteil, ich wurde wütend, denn Cortison und Antibiotika sind in meinen Augen Unterdrückungstherapien!

Ich pflege den Glaubenssatz: „Solange wir nur Symptome behandeln und nicht die Ursachen, werden wir nicht gesünder, sondern nur länger krank“!

Ich bin bis heute der Überzeugung, dass jedem Symptom eine Ursache zu Grunde liegt und gegen jede Krankheit ein Kraut gewachsen ist, sofern man einen Gendefekt ausschließen kann. Es muss eine Antwort geben und ich beschloss, nicht aufzugeben, bis ich sie gefunden habe. Zumal die Zahl der Neurodermitiserkrankungen zunimmt: Die Erkrankungsrate hat sich in den westlichen Industrieländern in den letzten Jahrzehnten verdreifacht.

Einwandererstudien zeigen, dass Personen beispielsweise aus Entwicklungsländern erst dann eine atopische Erkrankung entwickeln, wenn sie in westliche Industriestaaten eingewandert sind. In den ehemaligen sozialistischen Staaten und in den Ländern der sogenannten Dritten Welt kommt Neurodermitis weitaus seltener vor als in der westlichen industrialisierten Welt. Dies war für mich ein Indiz, dass es dafür einen Grund gibt und es demzufolge auch eine Lösung bzw. Heilung geben muss.

So stellte sich fortwährend die Frage, ob Neurodermitis etwa die Folge der Industrialisierung ist? Die Vergiftung unseres Körpers durch denaturierte Nahrungsmittel? Diese Frage schien mir gar nicht so abwegig.

Bei weiteren Forschungen bezüglich aktives Kind, Ernährung und Neurodermitis stieß ich unweigerlich auf das Thema ADHS!

ADHS?

Auf einschlägigen Internetseiten fand ich beim Suchwort ADHS folgende Symptome: Plan- und rastlose Aktivität, ausgeprägte Trotzreaktionen, auffallend früher Spracherwerb, Ungeduld, zu unüberlegten, manchmal gefährlichen Tätigkeiten neigend, oft meiden sie die körperliche Nähe zu ihren Eltern und schmusen ungern.
Letzteres gab mir zu denken, denn unser Sohn hat, seit er auf der Welt war nicht gerne gekuschelt und einen zu engen körperlichen Kontakt gemieden, was ich insgeheim schon immer als ungewöhnlich empfand. Als ich den Artikel las, haben nicht alle Symptome auf unseren Sohn zugetroffen aber, es ging mir nicht mehr aus dem Kopf, ob das reduzierte Kuschelbedürfnis Anzeichen dieser Krankheit sein könnte.

Wieder von einer neuen Idee getrieben, machte ich

mich auf die Suche nach Ursachen und Symptomen von dem sogenannten Aufmerksamkeitsdefizitsyndrom.
Family Media berichtet, dass nicht jedes an ADHS erkrankte Kind gleich starke Symptome habe, diese veränderten sich zudem mit dem Alter: Im Kindergarten fallen die Kleinen häufig durch ihr trotziges Verhalten auf. Es fällt ihnen schwer, sich an Regeln zu halten und sich in die Gruppe zu integrieren. In der Schule kommen dann meist Lernschwierigkeiten und Vermeidungsverhalten hinzu. ADHS-Kinder geraten oft in Außenseiterpositionen und werden schnell zum ewigen Störenfried oder Klassenkasper.
Im Jugendalter lässt die motorische Unruhe zwar nach, die Probleme werden deswegen aber nicht weniger: Teenies, die ADHS haben, leiden mehr als ihre Altersgenossen unter innerer Unruhe und anstrengenden Stimmungsschwankungen. Gegenüber ihrer Umwelt verhalten sie sich oft aggressiv. Manche Kinder, meist Jungen, sind vor allem von Hyperaktivität geplagt. Bei den Mädchen steht häufiger ihre verträumte Unkonzentriertheit im Vordergrund. Es gibt Kinder, die mit allen drei ADHS-typischen Leitsymptomen, nämlich Hyperaktivität, Impulsivität und Unaufmerksamkeit, zu kämpfen haben.

ADHS - über kaum ein anderes Thema wird widersprüchlicher und emotionsgeladener diskutiert. Ge-

stritten wird über Medikamente, Ursachen und manchmal sogar über die Existenz von ADHS.
Für jede Theorie findet sich ein Experte, der angesichts der unaufmerksamen Kinder eine eigene Erklärung parat hat: Die fehlende „strenge Hand", zu viel Fernsehen oder die falsche Ernährung müssen schuld sein. Für andere ist ADHS eine künstliche Kategorie, die Kinder, die nicht der gesellschaftlichen Norm entsprechen, unter Kontrolle bringen will.
Die Ursachen und Entstehungsmechanismen von ADHS sind noch nicht vollständig geklärt.
Forscher gehen heute davon aus, dass eine Vielzahl einzelner genetischer Einflussfaktoren mit anderen Einflussfaktoren, z.B. mit Schwangerschafts- und Geburtskomplikationen oder auch Umweltfaktoren zusammenwirken und so Entwicklungsabweichungen neuronaler Regelkreise zustande kommen, die für die Entwicklung der Symptomatik verantwortlich sind.

Ich las sehr viele und unterschiedliche Artikel sowie Theorien von Fachleuten und unterm Strich blieben die Symptome gleich, doch die mutmaßlichen Ursachen konnten in 3 Hauptbereiche aufgeteilt werden.
So kam es, dass ich jede dieser drei Hauptursachen unter die Lupe nahm, und nach dem Ausschlußverfahren vorging, um den eventuellen Ursprung aufzuspüren.
Eine genetische Disposition schloss ich (erstmal) aus,

da ich diese selbst nicht untersuchen konnte und in unseren Familien bis jetzt keine ADHS-Fälle vorlagen bzw. bekannt waren.

Dem zweiten Einflussfaktor wurden Schwangerschafts- und Geburtskomplikationen zugeordnet.
Doch auch diese Faktoren konnte ich ausschließen, da ich eine wunderbare Schwangerschaft sowie eine komplikationlose und relativ einfache Geburt erfahren durfte.
An dritter Stelle standen die sozialen Kompetenzen sowie Umweltfaktoren unserer heutigen industrialisierten Welt mit folgenden Unterpunkten, welche ich wiederum jeden für sich inspizierte.

Zunächst überlegte ich, ob es die fehlende „strenge Hand“ war bzw. ein strukturierter und konsequenter Tagesablauf sowie Erziehungsstil, der durch die heutige schnelllebige Businessgesellschaft zum Teil abhanden gekommen ist.
Damit ist gemeint, dass Kinder häufig zwischen Tür und Angel erzogen werden müssen, um dem eigenen Berufsleben gerecht zu werden und sich die Kinder deshalb an keiner klaren Struktur orientieren können. Dies trifft natürlich nicht auf alle Familien mit Kindern zu, dennoch hat sich diese Situation im Vergleich zu den Generationen unserer Eltern drastisch verändert.

Ich nehme es an dieser Stelle niemandem übel oder mache niemandem einen Vorwurf, denn ich kann nur allzu gut verstehen, was es einem persönlich abverlangt, alles unter einen Hut zu bringen. Parallel verzeichnen wir eine unglaubliche Beschleunigung, das Bedürfnis, mehrere Dinge gleichzeitig zu tun. Da ist es kein Wunder, dass man nicht immer die nötige Energie aufbringt, die für ein Nein in entsprechenden Situationen von immenser Wichtigkeit wäre.
Wem ist es denn in der hektischen Zeit noch möglich Ruhe und Gelassenheit zu pflegen?
Wie bereits schon erwähnt, waren wir uns einig, einen klaren, konsequenten und strukturierten Erziehungsstil zu pflegen.

Ein weiterer Aspekt ist die Reizüberflutung.
Zu viele Reize schaden einem Kind mit ADHS nur und machen es noch überdrehter und unruhiger. Bei sehr unruhigen Babys ist es wichtig die Routine einzuhalten – zu viele Ausflüge, Besuche bei Freunden/Verwandten oder Kursangebote mit vielen neuen Reizen (Babyschwimmen, Krabbelgruppe) sind dabei oft alles andere als hilfreich. Auch Klein- und Kindergartenkinder, deren Verhalten ADHS-typisch ist, dürfen nicht durch zu viele Unternehmungen überfordert werden.

Seitdem habe ich bewusst versucht, unseren Sohn lieber mal allein in der Sandkiste spielen zu lassen oder mit ihm zu basteln. Wenn ich Freunde eingeladen habe, waren es maximal 2, die zu Besuch kamen.

Ebenso war ich sehr darauf bedacht, den Fernsehkonsum soweit es ging zu minimieren, da die Abfolge schneller Bilder vom kindlichen Gehirn noch nicht richtig verarbeitet werden kann und demzufolge Stressreaktionen auslöst.
Diesen Punkte habe ich sehr ernst genommen, da ich häufig bemerkt hatte, dass unser Kind nach zu langem Fernsehen rote Backen bekam und das Bedürfnis hatte, sich zu bewegen oder laut zu werden. Für mich eine ganz klare Antwort darauf, die aufgenommenen Bilder verarbeiten zu müssen.
Bitte unterschätzen Sie den Sressfaktor Fernsehen nicht! Unsere Kinder sind zu klein, um diverse Kinderfilme schon zu verstehen! Es gibt viele Szenen, die nicht halbwegs der Realität entsprechen und damit mehr Schaden als Nutzen in der Entwicklung anrichten!

Somit hatte ich nahezu alle nennenswerten Punkte berücksichtigt und wendete mich zuletzt dem für mich bedeutendsten Thema, nämlich der Ernährung, zu.

Um Ihre Aufmerksamkeit zu erhöhen, möchte ich vorwegnehmen, dass das folgende Kapitel für uns zum be-

deutendsten Thema, was Neurodermitis und Aktivität betrifft, geworden ist.

Assistent Zufall führte mich zum Säure-Basenhaushalt

An einem freien Arbeitstag streifte ich durch die Bücherei und ließ mich treiben, ohne nach speziellen Ratgebern oder Lektüren Ausschau zu halten.
Nach einer Weile sprang mir ein Buchtitel ins Auge, der „Jungbrunnen Entsäuerung" hieß. Zu diesem Titel fühlte ich mich magisch angezogen.
Beim kurzen Reinlesen versprach das Buch, dass durch eine Entsäuerung und basische Ernährung *der Körper von Giftstoffen befreit wird* und dies sowohl zu körperlichem als auch geistigem Wohlbefinden führe. Auch chronische Krankheiten wie Neurodermitis, Allergien, Hautkrankheiten, Burn-out, Krebs, Herzinfarkt, Infektanfälligkeit, Müdigkeit, Erschöpfung etc. beuge sie vor.

Übersäuerung und basische Ernährung? Damit hatte ich mich zuvor noch nie auseinandergesetzt. Doch ich spürte, dass sich dieses Thema für mich und die ganze Familie positiv auswirken könnte. Natürlich war ich stets bedacht, mich gesund zu ernähren, was auch immer der Einzelne von uns darunter versteht. Doch in welch hohem Maß sich Fleisch-, Milch- und Zuckerkonsum und die durch den Stoffwechselprozess entstehenden Säuren negativ auf unseren Körper auswirken, hätte ich niemals vermutet.

Da ich schon über einen langen Zeitraum nach einer Methode zur körperlichen Entgiftung gesucht hatte, war das für mich ein gefundenes „Fressen". Ich wollte mir sowohl körperlich als auch psychisch etwas Gutes zu tun.

Ich las das Buch innerhalb von zwei Abenden und es fiel mir wie Schuppen von den Augen, welchen Schatz ich damit in Händen hielt. Es könnte außerdem das Glied zum Erschließen des Kreises bei der Heilung von Neurodermitis bedeuten.
Ich war völlig hingerissen und mir wurde plötzlich klar, wie ich sämtliche Wehwehchen auf relativ einfache und natürliche Weise eliminieren könnte.

Es blieb nicht bei diesem Buch, ich las noch weitere Bücher zum Thema wie: „Übersäuerung – Krank ohne Grund" von Norbert Treutwein, „Die Entsäuerungs-refolution" von Hannelore Fischer-Reska und „Die Säure-Basenbalance" von GU. Auch diese zum Teil wissenschaftlich fundierten Ratgeber verschlang ich in kürzester Zeit und konnte mich nun intensiv diesem Thema widmen, da sich die Untersuchungen und Erkenntnisse alle gedeckt hatten.

Wir bewegen uns auf eine Säurekatastrophe zu!

Warum bewegen wir uns seit den letzten 50 Jahren mit rasanter Geschwindigkeit auf die Zivilisationskrankheit Übersäuerung zu und was ist das überhaupt?
Man könnte sie auch als die „Wohlstandskrankeit“ bezeichnen. Die Antwort liegt auf der Hand.

Wir haben alle genug, um uns satt zu essen und müssen nicht mehr unter Aufbringung der letzten Körperkräfte Tag für Tag unser Brot verdienen. Maschinen verrichten den größten Teil unserer körperlichen Arbeit und motorisierte Fahrzeuge bringen uns von A nach B. Aus uns ist eine Wohlstandsgesellschaft geworden. Und genau das sind die Ursachen unserer körperlichen Alarmsignale.

So schön der Wohlstand auch ist: Wir essen eiweißreich, weil wir uns diesen Luxus leisten können. „Wir genießen angeblich das Leben“, indem wir von Genussmitteln, wie Kaffee, Alkohol, Süßigkeiten, Tabak etc. Gebrauch machen.
Wir nehmen eine Menge Stress, Druck und Ärger in Kauf, um unseren modernen Wohlstand bezahlen und krankhaft aufrecht erhalten zu können. Und fehlende Bewegung lässt uns noch mehr „versauern“.

Die Schätzungen der gesundheitlichen Säureschäden liegen bei 90% aller Bundesbürger!
Bleiben Säuren im Körper, ohne dass sie durch Basen (Mineralien) neutralisiert werden, führt dies zwangsläufig zur Krankheit. Säuren haben einen zerstörenden Einfluss und töten menschliche Zellen!

Jedem von uns ist indirekt bewusst, dass Säuren zerstörend wirken. Wie bei Statuen, Fassaden, Metall, Bäumen bemerkt man auch beim Menschen die Schädigung durch Säuren erst spät. Wenn Säure sogar Stein zerfrisst, können Sie sich vorstellen welche verheerende Wirkung Säure auf Ihren Körper und schlussendlich auf die Haut hat.

Jede Krankheit wird von Säuren gefördert.
Die Säuretheorie kann natürlich nicht alle Krankheiten dieser Welt erklären. Dennoch ist wissenschaftlich erwiesen, dass bei Krankheiten wie Neurodermitis, Magen-Darm-Erkrankungen, Krebs, Herzinfarkt, Schlaganfall, Migräne, Rheuma, Arthritis, Diabetes, Venenleiden, vegetative Erschöpfung, Depressionen, Schlafstörungen, Psychosen, Hauterkrankungen, Karies IMMER eine Übersäuerung zu Grunde liegt!

Doch dies sind nicht die ersten Krankheitszeichen, sie sind Zeichen einer fortgeschrittenen Säurekatastrophe. Sie breiten sich in unserer Gesellschaft zunehmend aus und zeigen sich oft als behandlungsresistent. Der Grund liegt nach Ansicht der alternativen Medizin darin, dass die Betroffenen sich insgesamt in einem inneren körperlichen Ungleichgewicht befinden und daher die Behandlung einzelner Symptome nicht wirklich zur Heilung führt.

Übersäuerung gilt heute als eine der gefährlichsten und häufigsten Zivilisationskrankheiten, denn die Gesundheit ist unmittelbar abhängig vom Säure-Basen-Gleichgewicht.
Die gute Nachricht ist, wir können es jederzeit stoppen und ins Gegenteil verkehren. Krankheiten sind keineswegs etwas Unvermeidliches, sondern Gesundheit ist unser ganz natürlicher Zustand! Unsere Krankheiten ziehen wir uns erst durch jahrelanges Fehlverhalten zu. Die Lösung liegt in der Erkenntnis, das Medikament heißt Einsicht und die weiterführende Therapie ist „intra- und extrazelluläre" Entsäuerung und Remineralisierung! Nur wenn das Verhältnis zwischen Säuren und Basen in Ihrem Körper ausgewogen ist, kann er störungsfrei und optimal funktionieren.

Woher kommt die viele Säure?

Von außen gelangen Säuren und Basen vor allem mit der Nahrung in unseren Körper. Sie beeinflusst das Säure-Basen-Gleichgewicht am stärksten und nachhaltigsten. Denaturierte Nahrung enthält zum größten Teil saure Anteile und sehr wenige basische bzw. Basen bildende. Dadurch wird die Säure-Basen-Balance gestört und die Säurepufferkapazitäten unseres Körpers bis aufs Äußerste belastet.

Durch unsere industrialisierte Zivilisationskost führen wir unserem Körper bis zu 80 Prozent Säure bildende Nahrungsmittel und Getränke zu.
Unsere Nahrung sollte aber aus 80 % Basen und 20% Säure bildenden Nahrungsmittel bestehen.
Hier liegt die wichtigste Ursache für die wachsende Übersäuerung.

Was uns so sauer macht >>>>
> Falsche Ernährung (denaturierte Nahrungsmittel)
> zu wenig und falsches Trinken
> mangelnde Bewegung
> Stress
> zu wenig Entspannung
> andauernde hohe berufliche Anspannung und
> überwiegend negative Gedanken

...dies sind die Hauptfaktoren, die uns sauer machen.

„Mit dem Kopf in der Zukunft, mit dem Bauch in der Steinzeit!“ Evolution und Fortschritt gingen getrennte Wege. Während Träume wahr wurden und man zu fremden Planeten reiste, benötigt der Körper immer noch das, was die Jäger und Sammler vor Jahrtausenden auf Steinen servierten: überwiegend naturbelassene pflanzliche Kost. Selten stand mal ein Stück Fleisch, Fisch oder Ei auf dem Speiseplan. Dabei hatten unsere Vorfahren Schwerstarbeit zu leisten, um zu überleben, während wir unsere Tage meist im Sitzen verbringen und für zwei Steinzeitmenschen essen.
Wenn wir uns bewusst machen, dass nichts, was die Natur uns ursprünglich zu bieten hat, Säuren enthält, wird uns klar, dass unser Stoffwechsel auf die Entledigung von Säuren nicht ausgerichtet ist.

Leider bilden die meisten Nahrungsmittel, die wir mittlerweile gewohnt sind zu essen, durch Stoffwecselprozesse ständig Säuren.

Hier eine Übersicht welche Säuren durch welche Säurebildner erzeugt werden:

- Fleisch und Wurstprodukte (Harn- und Schwefelsäure)

- Zucker, Süßigkeiten, gesüßte Getränke, Weißmehlprodukte (Essigsäure)

- Colagetränke (Phosphorsäure)

- Kaffee, schwarzer und grüner Tee (Gerbsäure, Chlorogensäure)

- Kohlensäurehaltige Getränke (Kohlensäure)

- Rauchen (Nikotinsäure)

- Schmerzmittel (Azetylsalicylsäure)

- Körperliche Anstrengung (Milchsäure)

- Stress, Wut, Lärm (Salzsäure)

Außerdem entstehen durch Fäulnisprozesse im Darm weitere Säuren: Ammoniak, Histamine, Indole, Phenole und Skatole werden als Ursache für Hauterkrankungen, allergische Reaktionen und Leberschäden angesehen.

Zusätzlich wird unser Körper oftmals unbedachten Giften, wie Pestiziden, Insektiziden, Konservierungsstoffen, Farbstoffen, Geschmacksverstärkern (Glutamt), Süßstoffen ausgesetzt, sofern wir nicht auf naturbelassene Lebensmittel in Bioqualität achten.

Die heutige Schulmedizin behandelt meist das Symptom und geht der Ursache nicht auf den Grund. Solange dies so ist, werden wir nicht gesünder sondern bleiben krank.

In der Naturheilkunde ist der Ausgleich des Säure-Basen-Zustands die wichtigste Grundlage jeder Behandlung. Diese lebenswichtige Tatsache blieb bis heute medizinisch meist unbehandelt und die meisten Ärzte verharmlosen die Azidose (Säurestarre) als Stoffwechselstörung.

Die Hauptursachen für die Übersäuerung

Zu viel, zu fett, zu süß!
Es beginnt damit, dass durch falsche Ernährung vor allem durch denaturierte Nahrungsmittel und falsche Essgewohnheiten im Körper ständig Säuren entstehen. Das führt dazu, dass der Basenanteil im Körper permanent zu gering ist. Der Körper ist bestrebt alles zu tun,

um in Balance zu bleiben, d.h. um die Säuren zu neutralisieren
Die Säuren gehen zunächst ins Blut. Das Blut dient als Transport- und Puffermedium und ist bestrebt zuerst, die Zellen mit Nährstoffen vorwiegend aus dem Darm und der Lunge zu versorgen. Ebenso wichtig ist die Aufgabe, saure Schlacken aus den Zellen und Geweben abzutransportieren und den Ausscheidungsorganen Niere, Haut, Lungen und Darm zuzuführen, sofern sie durch Basen von ihrem Säurecharakter befreit wurden. Ist die Pufferkapazität des Blutes mangels Basen, die zur Ausscheidung nötig wären jedoch erschöpft, wird der Überschuss als saure Schlacke im Bindegewebe, Muskeln, Sehnen, Nerven aber auch Knochen und Organen abgelagert. Die Folge ist, dass der Organismus eine sogenannte Mülldeponie anlegen muss.
Hier lagern die Säuren, bis sie von einer neuen Basenflut (Natriumbikarbonat aus den Belegzellen des Magens) wieder heraus gespült und zur Ausscheidung gebracht werden. In einem gesunden Organismus funktioniert das auch, nicht aber in einem bereits übersäuerten. Dann wird aus der Notlösung des Depots ein Dauerzustand und die Deponie zum Endlager. Unser Körper wird zur wandelnden Mülldeponie.

Diese Ablagerungen leisten allerlei Stoffwechselleiden Vorschub, wie zum Beispiel:

ADHS, Akne, Hautunreinheiten, Neurodermitis, Bronchitis, Burn-out, Haarausfall, Herzinfarkt, Infektanfälligkeit, Konzentrations- und Gedächtnisschwäche, Kopfschmerzen, Krebs, Magengeschwüre, Mundgeruch, Körpergeruch, Schlaganfall, Sodbrennen, Sonnenbrand, Sonnenallergie, Übergewicht, Verdauungsprobleme (Verstopfung oder Durchfall), Zellulitis, Zahnschäden, Karies u.v.m

Stress - ein weiterer Säurebildner

Das innere Milieu wird durch den seelischen Zustand beeinflusst. Der Volksmund sagt: „Ich bin sauer!"
Dieser Ausdruck hat seine Berechtigung, wenn man von Stress, Wut, Aggressivität, Hektik, Ärger und negativen Gedanken begleitet wird. Denn Anspannung, Streit, Angst aber auch Partnerkonflikte sowie Trauer sind psychische Belastungen, die das Immunsystem schwächen und der Übersäuerung Vorschub leisten.

In unserer wirtschaftlich hochentwickelten Gesellschaft wird ständig versucht, den Menschen durch Macht, Druck, Hektik und Angstmachen zu einem funktionierenden Teil zu erziehen.
Dies verhindert, dass er sich seinem inneren Wesen entsprechend frei entfalten kann. Durch eine geeignete

selbst gestaltete Lebensweise kann Lebensfreude und Zufriedenheit geschaffen werden.

Es ist wichtig zu entschleunigen und Ruhe zu finden, um Stress abzubauen. Stresszustände führen zu gesteigerter Muskelanspannung und verstärkter Säureproduktion.
Auf Dauer führt diese Spirale zu einem chronischen Übersäuerungszustand und demzufolge chronischen Erkrankungen.
Eine positive Lebenseinstellung, mit einem liebevollen sozialen Umfeld, Zeit für sich selbst und das Leben achtsam gestalten, werden der einen oder anderen Ernährungssünde länger von Zivilisationskrankheiten, die auf eine Übersäuerung zurückzuführen sind, verschont.

Richtiges trinken

Das Richtige und in ausreichender Menge zu trinken ist unerlässlich für die Gesundheit. Wasser wirkt als Transportmittel in unserem Kreislauf. Wenn wir ständig zu wenig und das Falsche trinken, werden das Blut und die Lymphe dickflüssig und träge. Somit wird eine Versorgung der Zellen durch Nähr- und Vitalstoffe vermindert. Die Entsorgung der Schlacken über die Ausscheidungsorgane ist nicht mehr in optimaler Weise gewährleistet, wodurch der Körper immer mehr „vermüllt“.

Um seine Gesundheit optimal zu bewahren, sollte man von allen künstlichen Getränken wie Süßgetränke, Cola, Fanta, Sirup zum Mischen, Fruchtnektare sowie Alkohol und Kaffee absehen.
Als richtiges Getränk kommt nur Wasser und am besten ohne Kohlensäure (da auch Kohlensäure vom Körper erneut abgebaut werden muss) in Frage. Am besten eignen sich stille Mineralwässer aus Glasflaschen oder Leitungswasser sofern dies seinen Ursprung aus der Quelle hat und frei von Chemikalien und Schwermetallen ist. Es kann pur oder mit Kräutern versetzt als Tee getrunken werden.
Der Flüssigkeitsaustausch in ausreichender Menge (etwa 1,5 Liter pro Tag) ist für die Lymph- und Zellflüssigkeit von elementarer Bedeutung, um dem Stoffwechsel einen optimalen Abtransport von Abfallstoffen zu gewährleisten!

„Zu wenig Bewegung gibt uns den Rest“

Bewegungsmangel spielt eine wesentliche Rolle bei der Übersäuerung. Bewegt man sich zu wenig und vor allem nicht genügend an der frischen Luft, ist die Atmung

zu flach und es wird weniger Kohlensäure über die Atmung ausgeschieden. Ebenso können schlecht durchblutete Muskeln kaum Schlacken abtransportieren.
Bewegungsarmut trägt darüber hinaus zu Darmträgheit bei, was zu Gärungs- und Fäulnisprozessen führt und dadurch Gift- und Schlackenstoffe zu lange im Darm verweilen lässt.
Ich weiß, in diesem Moment denken Sie an Fitness-Studio oder sonstige schweißtreibende Aktivitäten. Wir brauchen nicht mehr Sport sondern mehr Bewegung im Alltag.

Gehen ist weltweit die einfachste Art körperlicher Aktivität. Laufen Sie Treppen statt den Lift zu nutzen.
Nehmen Sie bewusst kurze Wege zu Fuß anstatt das Auto einzusetzen.
Bringen Sie Ihr Kind zu Fuß zu Kindergarten oder Schule (sofern die Distanz es erlaubt). Gehen Sie zu Fuß oder mit dem Rad zum Bäcker oder leisten Sie sich täglich einen Spaziergang.

Luxus oder innerer Schweinehund? Denken Sie um und lassen Sie sich diesen Luxus, spazieren gehen zu können nicht nehmen! Studien belegen, dass durch täglich mindestens 20 Minuten mehr adäquater Bewegung eine erhebliche Gesundheitssteigerung möglich ist. Ihr Kreislaufsystem wird es Ihnen schon nach kurzer Zeit danken, indem es Stoffwechselprozesse wie von Natur aus vorgesehen, leichter durchführen kann und sich nicht im „körperlichen Schlafmodus" zäh abkämpfen muss! – Gehen Sie einfach! –

Entmineralisierung durch Säuren!

Reichen die regulären Puffersysteme zur Aufrechterhaltung des Säure-Basen-Milieus nicht mehr aus, greift der Körper auf eine weitere Notlösung zurück, um das Gleichgewicht aufrechtzuhalten.

Dies geschieht, indem der Körper auf eigene basische Mineralien wie u.a. Kalzium, Kalium, Magnesium, Natrium aus Knochen, Gelenken, Zähnen, Haare, Nägel (um nur einige Körperbereiche zu nennen) zugreift und den Säureüberschuss neutralisiert. Das hat eine Entmineralisierung und daraus resultierende Mangelzustände zur Folge.

Im Klartext bedeutet das, um so säurelastiger unsere Lebensweise ist, desto mehr Mineralien werden verbraucht. Füllt man die Depots nicht wieder auf, treten Mangelerscheinungen hervor. Dies kann sich in unterschiedlicher Art zeigen. Bei Neurodermitis beispielsweise über die Haut. Sind die Mineralien zur Bindung der Säuren schon aufgebraucht, versucht der Körper, diese auf eine andere Art loszuwerden.

Da wir ein sehr intelligentes System besitzen, leitet es die Gifte über die Ausscheidungsorgane wie Lunge, Niere, Leber und Haut nach aussen ab. Wenn die Ausscheidung über die Haut erfolgt, wird dies in der Form sichtbar, in dem die Säure die Haut angreift. Die Folge sind Rötungen, Juckreiz, Brennen und alle Ihnen Bekannten Symptome.

Wenn Babys bereits schon mit Neurodermitis belastet sind, kann es sein, dass schon die Depots bei der Mutter zu gering waren. Was können wir tun, um diesen Mangel entgegenzuwirken?
Zum einen können wir wieder Mineralien zuführen, und zum anderen auf die Ernährung achten, um nicht noch mehr Säuren einzuschleusen, die Mineralien „fressen".

Der Darm ist mit schuld!

Der alte Satz „Allergien stammen aus dem Darm" hat durchaus seine Berechtigung. Auf dieses Thema bin ich bereits im vorherigen Kapitel schon eingegangen, möchte es an dieser Stelle jedoch nochmals unterstreichen.

Der Darm spielt für das Immunsystem die größte und wichtigste Rolle in unserem Körper. Wie stark unsere Abwehrkräfte, Leistungskraft, Lust- und Wohlgefühl sind, wird im Wesentlichen vom Darm beeinflusst.
Eine gesunde Darmflora besteht aus verschiedenen Bakterienstämmen. Diese Bakterien leben mit uns in einer Symbiose und bilden das Immunsystem der Darmschleimhaut-Oberfläche.

Der Darm eines Babys ist steril. Erst während der Geburt und durch das Stillen beginnt die Besiedlung des Darms mit Bakterien. Ob ein Kind mit Flaschennahrung oder Muttermilch ernährt wird, spiegelt sich direkt in der Zusammensetzung der Darmflora wider. Bei gestillten Babys überwiegen die milchsäureproduzierenden Bakterien (Laktobazillen und Bifidobakterien).
All diese Bakterien besiedeln den Darm wie einen Rasenteppich. Wir besitzen zehn Mal mehr Darmbakterien als eigene Körperzellen.

Das gesunde Milieu der Darmflora verändert sich im Laufe des Lebens durch Fehlernährung, Antibiotika, Konservierungsstoffe und andere Lebensmittelzusätze, so dass es zu einem Ungleichgewicht zwischen gesunden und krankmachenden Darmbakterien kommt. Die krankmachenden Bakterien können sich in dem gestörten Darmmilieu übermäßig vermehren, indem

sie unverdaute Nahrung durch Gärung verwerten und saure Giftstoffe produzieren.
Bei diesen Giftstoffen handelt es sich um toxische Abbauprodukte der Bakterien, die über die Darmschleimhaut ins Blut gelangen. Durch eine über Wochen und Monate bestehende Dysbiose (krankmachende Darmflora) kommt es zur Veränderung der Darmschleimhaut und der Darmwände. Dies führt zu einer erhöhten Durchlässigkeit der Darmwand. Diese erhöhte Darmschleimhautdurchlässigkeit trägt sowohl zur chronischen Übersäuerung als auch zur Vergiftung des gesamten Stoffwechsels bei und fördert zudem die Entstehung chronischer Entzündungsprozesse im menschlichen Organismus.

Die Darmschleimhaut kann mit einem Maschennetz verglichen werden, das idealerweise so dicht ist, dass (große) Giftstoffmoleküle es nicht durchdringen können. Bei einer Dysbiose zieht sich die Darmschleimhaut zurück und die Maschen werden infolge der ständigen Schleimhautbelastung immer größer. Unsere natürliche Schutzbarriere ist derart geschwächt, dass Giftstoffmoleküle in zunehmendem Maße die Darmwand durchdringen können.
Dies hat einen unmittelbaren Einfluss auf unser Immunsystem, denn etwa 80 % unseres Immunsystems stehen in direktem Zusammenhang mit dem Darm.

So ist beispielsweise jede zehnte Zelle im Darm eine sogenannte lymphatische Immunzelle. Diese Immunzellen werden bei einer bestehenden Dysbiose ge- oder zerstört, d.h. funktionsuntüchtig. Es entsteht eine latente Immunschwäche. Die Darmschleimhaut kann sich nicht mehr ausreichend gegen Krankheitserreger, Parasiten und Pilzbefall wehren.
Zudem können wichtige Immunzellen für den Körper nicht mehr in ausreichenden Mengen produziert werden.
Gelangen große Mengen an sauren Giften aufgrund des „grobmaschigen Darms“ in unseren Körper, ist er gezwungen, diese über eine entzündliche Abwehrreaktion abzubauen, wobei auch umliegendes Gewebe verletzt und die Abwehrzellen stressorisch belastet werden. Oder er lagert diese Gifte im Gewebe ab und das umso stärker, je intensiver die Darmschleimhautfunktionen gestört sind.
Giftdepots sind z.B. die Muskulatur, das Bindegewebe und die Fettzellen. Der Körper versucht zunächst, die Gifte aus dem Stoffwechsel zu schleusen, indem er sie in diesen Depots ablagert. Wenn eine bestimmte Konzentration an Giften erreicht ist, reagiert der Körper hierauf mit einer Entzündung. Nur über diese Entzündungsprozesse ist der Körper in der Lage, einen Teil der Gifte wieder abzubauen.
Wenn wir an einer Grippe oder einem bakteriellen In-

fekt erkranken, werden wir weniger durch die eigentlichen Erreger krank, sondern hauptsächlich durch deren Gifte. Unser Körper kann diese Erreger-Toxine nur über den Entzündungsstoffwechsel abbauen.
Je nachdem, wo sich die Gifte im Körper ablagern, können hierdurch die verschiedensten Krankheitsbilder, wie Neurodermitis entstehen.
Der Stoffwechsel versucht, einen Teil der Gifte über die Haut oder die Schleimhaut als Ausscheidungsorgan auszuleiten. Diese Säuren reizen nun die dort befindlichen Immunzellen, die mit Entzündungen reagieren. Es kommt zum Anstieg bestimmter Immunparameter im Blut. Die ständige entzündliche Reaktion des Immunsystems auf diese Gifte führt im Laufe der Zeit zu einer überschießenden Immunreaktion, wir sprechen dann von einer Allergie. Kommt die Schleimhaut nun mit z.B. fremdeiweißhaltigen Nahrungsmittel in Kontakt, so reagiert das Immunsystem häufig auch auf diese mit einer allergischen Reaktion.

Es lohnt sich also, bei bestehenden Allergien an eine umfassende Darmsanierung zu denken. Ein ideales Klima für gutartige Darmbakterien bieten „kaskadenfermentierte Enzyme“ auch Naturheil-Regulate genannt.
„Noch nie gehört?“
Zu diesem Produkt werde ich im Kapitel:
„AUFFÜLLEN von Mineralien und Enzymen“ eingehen.

Zum einen schaffen diese Produkte einen idealen Säuregrad für den Darm und sind zum anderen noch reich an Vitalstoffen und „guten Bakterien".

Erst im Laufe der Zeit, als wir uns permanent mit dem Thema Neurodermitis, Ernährung, Übersäuerung, Stress etc. auseinandergesetzt haben, wurde uns klar in welchem Zusammenhang alles miteinander steht.
Das bedeutet, dass es extrem wichtig ist, nicht nur an einer Baustelle zu arbeiten. Die Krankheit resultiert aus mehreren Schwachstellen.

Fazit ist, dass ich nach all diesen oben genannten Erkenntnissen bezüglich dieser „Mülldeponie" im eigenen Körper ein schlechtes Gewissen bekam und mir insgeheim Vorwürfe gemacht habe, mich vor meiner Schwangerschaft aus Unwissenheit nicht entsäuert und entgiftet zu haben, geschweige denn leere Depots mit Vitalstoffen aufgefüllt zu haben.

Denn wenn ich mich auf ein Leben vor der Schwangerschaft besinne, fallen mir unzählige Gründe für eine mögliche, nein sichere Übersäuerung ein. So kamen plötzlich Gedanken und Schuldgefühle zum Vorschein, das eigene Kind vergiftet zu haben bzw. nicht genügend Mineralien und Vitalstoffe mit auf den Weg gegeben zu haben.

Was meine Ernährung betraf, wusste ich im Großen und Ganzen über eine vermeintlich gesunde Ernährungsweise Bescheid, da ich mich schon immer gerne mit diesem Thema auseinandergesetzt habe. Dennoch wurde ich in der Kindheit und Jugend durch die familiären Ernährungsgewohnheiten geprägt, in dem oft Mehlspeisen, wie Pfannkuchen, Reisauflauf, Kässpätzle, Wurst, Käse und Fleisch sowie der berühmte Sonntagskuchen auf dem Speiseplan standen.
Natürlich gab es im Sommer über auch viel Gemüse und Salat aus dem eigenen Garten aber im Verhältnis zur Rohkost überwogen die säurehaltigen Speisen und Mineralienräuber. Wenn es Gemüse gab, dann wurde das meist totgekocht. Und die Portion Salat auf dem Teller fiel bei mir als Kind eher spärlich aus.

Auch im späteren Berufsleben stand zu häufig Fastfood und zu wenig Rohkost auf meinem Speiseplan.
Diese Gewohnheiten sind so erstaunlich mächtig, so dass die daran gewöhnten Geschmacksnerven nach Wiederholung schreien.
Und umso mehr man von einem bestimmten Stoff bzw. Genussmittel (z.B. Zucker oder Nikotin) zu sich nimmt, umso größer ist das Verlangen danach.
Noch heute ist meine Leidenschaft ein Stück Plundergebäck oder Kuchen.

Auch dem Wasserhaushalt habe ich aufgrund von zu wenig Durstgefühl über viele Jahre zu wenig Aufmerksamkeit gezollt. Aber auch in diesem Punkt sehe ich klare Parallelen zu meinen Eltern.
Ein weiterer Punkt, der auf das Säurekonto ging, war ein hohes Stressniveau in beruflicher Hinsicht.
Meine Berufung zog mich in die Grafik- und Marketingbranche, wo es permanent Termindruck gibt und Entschleunigung ein Fremdwort war.

Um diesem Dauerstress entgegenzuwirken und einen Ausgleich zu schaffen, habe ich Sport im extrem bzw. anaeroben Bereich betrieben, was ich als Ventil gesehen hatte, anstatt Genussbewegung vorzuziehen.

Doch zu diesem Zeitpunkt war mir ebenfalls noch nicht klar, dass dies eine hohe Milchsäureausschüttung provoziert und das Konto der Mineralstoffdepots immer mehr schrumpfen ließ, in dem die Säure Mineralien zur Neutralisierung aus den Depots abgezapft hatte.

Die Folge von all diesen „ungesunden“ Faktoren war, dass ich im dreißigsten Lebensjahr an einem Burn-out erkrankte. Die Hauptsymptome an dieser Erkrankung waren bei mir ein Gefühl des „Ausgelaugtseins“, ein Gefühl, dass sich das eine oder andere Rädchen, welches für eine bestimmte Stoffwechselfunktion zustän-

dig war, nicht mehr drehte, da es nicht mit ausreichend Kraftstoff in Form von Mineral- oder Vitalstoffen versorgt wurde.
Dies machte sich bei mir am meisten im Kopfbereich bemerkbar. Zum einen war es eine absolute Leere und zum anderen machte mir ein Gefühl zu schaffen, das sich wie eine Vergiftung anfühlte.
Auch bei meinen sportlichen Aktivitäten hatte ich den Eindruck, Blei in den Knochen zu haben. Doch kein Arzt konnte nachvollziehen, von was ich rede. Die einzige Lösung, die diese Menschen im weißen Kittel für mich parat hatten, war die Diagnose Burn-out und Psychopharmaka.
Eigentlich bringt dieser Ausdruck es genau auf den Punkt, übersetzt „ausgebrannt". Doch dass in dem Zustand sämtliche Mineralstoffdepots leergefegt sein könnten, daran hat von den mich behandelten Schulmedizinern leider keiner gedacht!

Auf Grund von einer zwei Monate langen beruflichen „Zwangspause" in Form von Stressabbau, ausgewogener Ernährung, adäquater Bewegung an der frischen Luft und ausreichend Schlaf hat sich mein Körper so langsam aber sicher wieder halbwegs ins Lot bewegt.

Auch zu diesem Zeitpunkt war mir keineswegs bewusst, welche Stoffwechselvorgänge sowohl körperlich

als auch psychisch vonstatten gingen, nämlich dass die Säureproduktion erheblich gedrosselt wurde.
Warum? Weil das Thema Übersäuerung in der Schulmedizin ebensowenig berücksichtigt wird. Heute bin ich mir sicher, dass Übersäuerung viel zu wenig, eigentlich gar nicht unterrichtet wird.
Es erscheint mir sehr merkwürdig, dass man sowohl von Ärzten als auch Apothekern bei der Frage nach Entsäuerung bzw. basischen Mineralien Erstaunen erntet und dass in Apotheken allerhöchstens, wenn überhaupt ein bis zwei Produkte angeboten werden.

Doch bei genauerem hinterfragen bezüglich dessen ist mir klar, dass dies bewusst von der Pharmaindustrie bedeckt gehalten wird. Denn mit einer Ursachenbekämpfung und Genesung kann nicht viel Geld verdient werden. Mit meinen heutigen Erkenntnissen und Selbsterfahrungswerten, bin ich mir sicher, dass sehr viele Krankheiten durch eine Entsäuerung und mit basischer Kost gemindert, wenn nicht sogar geheilt werden könnten, was im Umkehrschluss zu einem erheblichen Rückgang der pharmazeutischen Produkte führen würde.

Erst nach zehn Jahren unermüdlichen Selbstversuchen wurde ich von meinem Leiden befreit, was für mich einen absoluten Durchbruch, ja, eine Befreiung darstellte.

Ich berichtete von diesem nebeligen, vergifteten Gefühl im Kopf während meines Burn-outs, welches mich sehr vereinnahmte und jeglichen Durchblick trübte.
Dieses Symptom verschwand zwar fast mit meiner Genesung nach der mehrwöchigen Pause, doch leider nur fast.
Mein Leben ging weiter und ich habe somit auch in beruflicher Hinsicht meine Tätigkeit wieder aufgenommen. Und obwohl ich meine Lebensweise schon ziemlich entschleunigt und verbessert habe, blieb es in Stresssituationen nicht aus, dass ich latent von diesem „Nebel" überfallen wurde. Aus dem Nichts war es plötzlich da, dieses Gefühl von einem vergifteten Gehirn.
Dieser Zustand trieb mich fast in den Wahnsinn, denn jedes Mal wenn sich dieses Gefühl breit machte, hatte ich natürlich Angst, wieder in die Mühle des Burnouts zu geraten. Ich suchte dann jedes mal nach dem expliziten Auslöser, der in diesem Moment dafür verantwortlich gewesen sein könnte.
Manchmal kam dieser Nebel auch dann, wenn ich nur eine Tasse Kaffee getrunken habe.

Ich hatte über Jahre viele sogenannte Spezialisten zu Rate gezogen, doch ohne nennenswerten Erfolg.
Bis mir, wie schon erwähnt Assistent Zufall zur „Erlösung" verhalf, nämlich die…

ENTSÄUERUNG und REMINERALISIERUNG.

Die Entsäuerung über basisches Baden war meine erste Erfolgsformel, um den Nebel lichten zu lassen.

Als ich mich eingehend über diverse Entsäuerungsmöglichkeiten informierte, machte ich mir die Entsäuerung durch Basenbäder zunutze.
Hier kommt die Haut mit ihrer Funktion als größtes Ausscheidungsorgan zum Einsatz. Durch ein basisches Badewasser mit einem pH-Wert zwischen 8,5 und 9 werden durch die Osmosewirkung abgelagerte Säuren über die Haut ausgeleitet.
Anfangs machte ich ein bis zwei Bäder wöchentlich über jeweils 2 Stunden. Nach der Badezeit, blieb jedes Mal ein bräunlicher Satz am Badewannengrund zurück, was für mich ein eindeutiges Zeichen für eine Entgiftung war.
Nach ca. 4 Wochen Baden spürte ich ein wahnsinnig gutes Körpergefühl. Ich fühlte mich buchstäblich erleichtert. Ich hatte wirklich den Eindruck Müll entsorgt zu haben.

Parallel dazu begannen wir mit einer ca. 3-monatigen Kur von Schüssler-Salzen und Naturheilregulaten (Enzyme), um leere Depots aufzufüllen.

Im Laufe der Zeit spürte ich eine positive Veränderung in sofern, als ich nach über 3 Monaten Umstellung keinen Nebel mehr verspürte.
Es war wie ein Geschenk, ich fühlte mich wie neu geboren. Selbst in Stresssituationen blieb der gefürchtete "Vergiftungsnebel" aus. Dies war ein Meilenstein für mein Gesundheitsgefühl und gleichzeitig die Basis für unser Leben mit der Neurodermitis.

Doch wie kommt es zum übersäuerten Kind?

An dieser Stelle werden Sie sich fragen, was hat dies alles mit Neurodermitis bei meinem Kind bzw. Baby zu tun, wenn doch der Körper so ein ausgeklügeltes Puffersystem hat und die Übersäuerung durch falsche Ernährungsformen erst mit der Zeit sichtbar und spürbar wird? Diese Frage stellt sich mit Recht.

Doch während der Schwangerschaft stellen die Schadstoffe und Schlacken im Körper der Mutter eine große Belastung für das wachsende Leben dar.

Die Folgen davon sind, dass heutzutage unzählige Kinder mit Neurodermitis, Schuppenflechte, Allergien, Bronchitis oder ähnlichen Leiden geboren werden.
Auch Medikamentenrückstände der Mutter wie bei-

spielsweise Antibiotika, Hormone (Pille) oder Psychopharmaka, die über Jahre noch im Gewebe nachgewiesen werden können, werden in das wachsende Leben hinein „deponiert".

Es kommt noch dazu, dass auch im Embryo selbst Säuren anfallen, die neutralisiert werden müssen, und dazu ist ein reichliches Angebot an Mineralstoffen und Spurenelementen notwendig. Stehen diese während der embryonalen Entwicklung nicht ausreichend zur Verfügung, entsteht eine vorgeburtliche Mangeldisposition.
Somit wurde mir auch klar, warum die Neurodermitis bei unserem Sohn sowie bei vielen anderen Kindern auch erst nach dem Stillen ausbrach.

Muttermilch - die pure Base. Für den Säugling ist Muttermilch die optimale Nahrung, denn die Nieren des Neugeborenen sind noch nicht in der Lage, den Mineralstoff- und Säure-Basen-Haushalt zu regulieren. Die Muttermilch ist auf diese Situation perfekt abgestimmt, denn sie wirkt stark basenbildend.

Somit liegt die Antwort auf der Hand, dass nämlich während der Stillphase die Säuren in unserem Baby durch die basische Muttermilch neutralisieret werden konnten und auch schon vor der Geburt, als sich das

Embryo noch im Fruchtwasser befand, welches mit einem pH-Wert von 8,5 ebenfalls absolut basisch ist, ein früherer Ausbruch dadurch verhindert wurde.

Ab dem Zeitpunkt des künstlichen Milchersatzes ist das Säurekonto allerdings übergelaufen und somit fand unsererseits die erste Begegnung mit dem Thema Neurodermitis statt.

Doch nach all dem erworbenen Wissen im Laufe von rund vier Jahren, konnten wir sagen, dass wir eine sehr gute Lösung durch mehrere aufeinander abgestimmte Heilkomponenten für unser Kind gefunden haben. Wir haben verstanden, dass unser System als Einheit funktioniert und ineinander übergreift. Aus diesem Grund ist es wichtig, nicht nur eine Heilmethode anzuwenden sondern zu kombinierten.

Erkenntnis - vitalstoffreiche Ernährung

Die Säureflut, bedingt durch unsere Nahrung, falsches Trinkverhalten, Stress, Ärger und zu wenig Bewegung, führt dazu, dass unsere Depots zur Neutralisierung der Säuren aufgebraucht werden.

An dieser Stelle möchte ich erläutern, dass ebenso Kinder schon von Stress betroffen sein können. Nämlich zum einen deswegen, weil wir Eltern unseren eigenen Stress und Ärger unbewusst auf das Kind übertragen und zum anderen weil das Kind durch Reizüberflutung und Freizeitüberforderung einen Stresspegel, erreicht, welcher uns teilweise nicht bewusst ist.

Zum Thema Vitalstoffe sprechen Ernährungswissenschaftler auch von essentiellen, also lebensnotwendigen Nährstoffen. Damit sind Stoffe gemeint, die unser Körper benötigt, um funktionsfähig und gesund zu bleiben. Fehlen dem Körper diese Stoffe, dann ist auf Dauer kein gesundes Leben möglich.

Das was heutzutage als Nahrungmittel im Angebot ist, kann uns kaum ernähren. Es füllt uns den Magen und macht uns mehr oder weniger satt. Doch ernähren bedeutet die Lebenskraft zu stärken. Das ist nur mit Lebensmitteln möglich, die selbst Lebenskräfte enthalten. Denaturierte Nahrungsmittel dagegen haben meist nur einen hohen Sättigungswert, aber kaum Inhaltsstoffe, mit hohem Nährwert für die Lebenskraft. Durch die industrielle Herstellung und Verarbeitung von Lebensmitteln, gehen die meisten wertvollen Substanzen verloren bzw. sind durch künstliche Herstellung gar nicht vorhanden und bieten dem Körper dadurch keinen Gewinn.

Schon Hippokrates sagte: „Unsere Nahrungsmittel sollen Heilmittel und unsere Heilmittel sollen Nahrungsmittel sein."
Menschen mit gesundheitlichen Beschwerden, sollten auf das Säure-Basen-Gleichgewicht achten. Nahrungsmittel, die stark säurebildend wirken, sind alle zuckerhaltigen und denaturierten Nahrungsmittel sowie zuviel tierisches Eiweiß in Form von Fleisch- und Milcherzeugnissen und Weißmehlprodukte.

Zum größten Teil wird dem, was man den ganzen Tag zu sich nimmt zu wenig Aufmerksamkeit geschenkt. Das beginnt mit dem Kaffee oder süßen Kaba am Morgen, Fleisch und Weißmehlerzeugnisse in Form von Pasta zu Mittag, süße Getränke zwischendurch und am Abend Käse und Wurst. Dadurch wird der Organismus den ganzen Tag mit Säure überschwemmt. Vitalstoffreiches Obst- und Gemüse fällt gering oder sogar ganz aus.
Sich gesund und mineralstoffreich zu ernähren ist kein Buch mit sieben Siegeln.

Wir haben uns somit Schritt für Schritt eine Ernährungsumstellung vorgenommen. Der Schwerpunkt lag bei der Umstellung unter anderem auf regionalen und ökologischen Produkten. Und wir verzichteten auf Erzeugnisse aus überdüngter Massen- und Monokultur sowie auf Obst und Gemüse aus dem Ausland.

Zahlreiche seriöse Untersuchungen aus vielen Industrienationen haben gezeigt, dass sich der Gehalt an Vitaminen und Mineralien vieler Pflanzen im Laufe der letzten Jahre teilweise um bis zu 70% verringert hat. Gründe dafür sind sowohl die intensivierte Landwirtschaft sowie die zunehmende Umweltverschmutzung. Saurer Regen kann mit dem aufgebrachten Mineraldünger eine chemische Verbindung eingehen, die es den Pflanzen erschwert, die für den Menschen lebenswichtigen Vitalstoffe aufzunehmen.

Man muss sich außerdem bewusst machen, dass der Großteil von Gemüse und Obst unreif geerntet werden muss, um den weiten Transport vom Ausland bis in den Supermarkt unbeschadet zu überstehen. Diese Lebensmittel haben einen dementsprechend niedrigen Nährstoffgehalt, da die meisten Vitamin- und Mineralstoffe erst in der letzten Reifungsphase entstehen. Weitere Verluste entstehen durch die Lagerung im Supermarkt. Auch die Zubereitung der Nahrungsmittel kostet weitere Vitalstoffe.
Luft, Licht, Wasser und Hitze sind die größten Feinde der Vitalstoffe. Beim Blanchieren von Tiefkühlgemüse gehen 95% des Vitamin C, 60% des B1 Gehaltes und 40% des Vitamin B2-Anteils verloren.

Dazu kommt der Verlust von wasserlöslichen Vitaminen durch Wässern und Kochen im Wasser, wenn das Kochwasser nicht weiter verwendet wird.

Beginnen Sie damit, soviel frisches Obst und Gemüse wie möglich bis nachmittags verteilt zu essen. Abends sollte darauf verzichtet werden, da Gährung entsteht, weil es nicht mehr verdaut wird.
Mit der Regel *„Fünf Hände voll am Tag"* bewegen Sie sich auf der sicheren Seite.

Weiter haben wir bei der Umstellung darauf geachtet, unser Frühstück mit Obst aus biologischem Anbau zu starten. Gurken und Möhren sind ein knackiger Snack für zwischendurch.
Wenn man selbst mit gutem Beispiel voran geht, stellt die Umstellung beim Kind kein größeres Problem dar.
Der positive Effekt dabei ist, selbst zu fühlen, wie viel vitaler man sich schon nach kurzer Zeit fühlt. Müdigkeit und Schwerfälligkeit verschwinden von selbst.
Ich vernahm früher meist schon nach dem Frühstück mit Toast, Croissant und Käse eine Müdigkeit und Schwere wovon ich heute nicht mehr sprechen kann.

Weiter verzichten wir auf gehärtete Fette wie Margarine und verwenden stattdessen Butter oder Kokosöl auf dem Brot und hochwertige Öle wie Kokos-, Lein- oder

Olivenöl zum kochen. Auf Fertigprodukte, Dosenware, künstliche Süßstoffe und Geschmacksverstärker verzichten wir inzwischen komplett. Dafür verwenden wir häufig frische Kräuter und Gewürze.

Ich weiß, dass es sehr schwierig ist, bei Kindern auf eine „gesunde Ernährung" umzustellen und ihre Favoriten wie Pommes, Nudeln und Süßspeisen zu reduzieren.
Mein Tipp ist an dieser Stelle: Beginnen Sie wirklich in kleinen Schritten und stellen nicht Ihren kompletten Ernährungsplan von heute auf morgen auf den Kopf.
Fangen Sie an, in dem Sie statt Toast weiches Dinkelbrot kaufen oder selbst backen *(Rezept im Anhang)*.
Bieten Sie nichts anderes an. Es gibt einfach nur das.
Sie werden überrascht sein, wie schnell sich die Macht der Gewohnheit auch hier einstellt.

Ich hatte bei unserem Sohn wirklich große Zweifel, so einfach von heute auf morgen umzustellen. Doch wenn Sie selbstbewusst und vor allem klar vorgehen, wird es einfacher sein als Sie denken.
Vermeiden Sie dabei unsicher zu sein oder gar einen Ausdruck von Mitleid oder Zweifel zu hegen.
Ihr Kind spürt das und versucht unbewusst an Ihrem Plan zu rütteln um zu prüfen, ob Sie es auch wirklich ernst meinen und standhaft bleiben.

Nach einer Weile werden Sie selbst feststellen, dass ihr Brot plötzlich nicht nur Geschmack hat sondern auch zusätzlich noch länger Energie liefert.

Ersetzen Sie Süßigkeiten nicht erst dann mit Früchten, wenn Ihr Kind nach Süßem verlangt, sondern bieten Sie einfach zwischendurch ein Schälchen mit mundgerechtem Obst und Gemüse, wie Äpfel, Bananen, Erdbeeren, Karotten- oder Gurkenstücken an.
Ebenso sind Studentenfutter oder Trockenfrüchte ein sehr guter und mineralstoffreicher und vor allem basischer Ersatz für Süßes.

Kinder lieben Shakes. Hier ist es am einfachsten frische Früchte in allen Variatonen unterzumischen.
So kann der Tag beginnen.
(Rezept Powershake siehe Anhang).

Nutzen Sie als Brotaufstrich statt Nutella einfach Honig oder Agavensirup.
Wenn sich erst die Geschmacksnerven Ihres Sprösslings daran gewöhnt haben, werden Sie sich wundern, wenn bis abends nicht einmal die Frage nach Süßigkeiten auftauchte.
Und denken Sie daran, wenn kein Schokoaufstrich im Haus ist, wird ihr Kind auch einen Ersatz akzeptieren.
Wenn nicht heute, dann eben morgen.

Greifen Sie bei Marmeladen, wenn es geht auf Produkte mit eigener Fruchtsüße und ohne Zuckerzusatz bzw. wenn dann mit unraffiniertem Rohrohrzucker zurück. Hagebuttenmarmelade in Bioqualität dient hier als guter Helfer, da diese zusätzlich noch einen sehr hohen Vitamin C Gehalt aufweist.

Unter gesunder Ernährung verstehen wir:

- keinen Zucker und Süßigkeiten aller Art, Eis u.ä.

- keine Weißmehlprodukte dafür Produkte aus Dinkel

- wenig Kuhmilch oder Produkte daraus, außer Sahne und Sauerrahmbutter

- keine Wurstwaren (wegen der zahlreichen Zusatz stoffe)

- wenig Fleisch (einmal pro Woche - aber kein Schweinefleisch, einmal Fisch), selten Hühnerei

- vegetarische Gerichte

- viel Obst und Gemüse (nur morgens und mittags, abends Rohkost vermeiden, da dies zur Gährung führt)

Generell gilt: nur Nahrungsmittel ohne Zusatzstoffe, keine Fertig-Produkte!

Die Kartoffel als die tolle Knolle sollte ebenfalls an den Platz von Reis und Teigwaren wie Pizza rücken. Kartoffelpüree ist ein beliebtes und nährstoffreiches Kinderessen sofern Sie zum Pürieren etwas von dem gekochten Kartoffelwasser beimischen und somit die Mineralien beibehalten. Das Püree braucht nicht zu dick sein.
Wenn Sie Gemüse dünsten und pürieren, können Sie eine ganze Gemüseportion beispielsweise in der Spaghettisauce „verstecken". Und statt Hackfleisch bieten „Sojaschnetzel" eine prima Alternative.
Diese Schnetzel gibt's im Bioladen. Sie werden kurz mit heißer Brühe eingeweicht und anschließend wie Hackfleisch angebraten *(Rezept im Anhang).*

Herkömmliche Nudeln haben wir durch Dinkelnudeln ersetzt und Reisgerichte nur noch sehr selten gekocht, da Reis sehr übersäuernd wirkt, sofern es sich nicht um ungeschälten Vollkornreis oder Wildreis handelt.

Wie schon gesagt, reduzieren Sie langsam aber dafür stetig und ersetzen Fertigprodukte durch Rohkost.
Wertvolle Helfer waren zu dieser Zeit und sind bis heute die Bücher „China Study" von Colin Campbell, „Peace Food" von Rüdiger Dahlke, Vegan for Fit von

„Attila Hildmann“ und der Film „Gabel statt Skalpell“ geblieben.

Verändern Sie peu- a-peu die Trinkgewohnheiten hin zu stillem Wasser und anderen kalorienfreien Getränken an Stelle von Limos und anderem Zuckerwasser. Wir haben dies geschafft, in dem wir meist direkt gepresste Säfte, wie Apfel- oder Traubensaft mit immer mehr Wasser oder Tee verdünnt haben.

Ich möchte Ihnen noch eine Tatsache über Colagetränke unterbreiten: Theoretisch würde ein Glas Cola mit pH 2,5 den ph-Wert von 10 Litern basischer Körperflüssigkeit mit einem Wert von 7,2 auf ca. pH 3,6 erniedrigen, mit dem Ergebnis, dass das Eiweiß im Körper schlagartig gerinnen würde und wir auf der Stelle sterben würden! Dank unseres klugen, körpereigenen Systems wird die Säuere abgepuffert.
Doch ich muss sagen, dass der alleinige Gedanke über die Wirkungsweise mich völlig vor solchen Getränken abgeschreckt hat, geschweige denn es meinem Kind zu verabreichen.

Unter dem Strich möchte ich Ihnen mit dieser „Message“ vermitteln, dass bei fast jedem Produkt, welches Sie im Supermarkt kaufen denaturiert ist. Das bedeutet, dass 99% aller Lebensmittel durch irgendeine chemische Form behandelt wurden, welche Sie, ob bewusst oder unbewusst mitessen. Sei es durch Zugabe von Farbstoffen, Geschmacksverstärkern oder Konservierungsstoffen.

Für mich fühlt sich das krank an, wenn ich mir vorstelle, bei jedem Bissen Chemie in irgend einer Form mit zu schlucken. Ich bin mir sicher, dass es die Natur so nicht vorgesehen hat. Die einzigen, die etwas davon haben, sind Lebensmittel- und Pharmaindustrie.

Mir wurde immer klarer, dass ich unserem Körper gegenüber diese Giftcocktails nicht mehr länger verantworten kann und will. Die Ernährungsumstellung stellt einen großen Beitrag zur Heilung und Gesunderhaltung dar. Dennoch ist es unumgänglich bei Krankheitsbildern, wie Neurodermitis zusätzlich zu entsäuern bzw. zu entgiften und die Mineral- und Vitalstoffdepots zu füllen.

Im Folgenden erfahren Sie unseren Therapieplan und Durchbruch zur Heilung. Unbedingte Voraussetzung ist allerdings die empfohlene Ernährungsumstellung und bewusste Reduzierung von Stress und Reizüberflutung sowie mehr Bewegung an der frischen Luft *vorab* einzuführen!

Der natürliche 3-Stufenplan zur Heilung von Neurodermitis

AUSLEITEN - AUFFÜLLEN - BASISCH BADEN

Schritt 1
AUSLEITEN

Richtig Trinken bewirkt eine Lösung. Die meisten Stoffwechselvorgänge im Körper funktionieren am Besten, wenn die Körperflüssigkeiten leicht basisch sind.
Mit Hilfe von einem 49-Kräuter-Tee bzw. einem Basentee oder einer Basenbrühe *(Rezept siehe Anhang)* werden harnpflichtige Stoffwechselendprodukte ausgeschieden.

Achten Sie bitte darauf, den Tee nicht zu lange ziehen zu lassen, damit er nicht bitter wird. Bei Tee für Kinder reicht eine Ziehzeit von 2 Minuten.
Bei Kindern, die nicht freiwillig basischen Tee oder Brühe trinken, können auch direkt gepresste, ungesüßte Fruchtsäfte beigemischt werden.

Doch sollte es diesbezüglich dennoch Probleme geben, versuchen Sie ihrem Kind so viel Flüssigkeit in Form von stillem Wasser wie möglich über den Tag verteilt zu verabreichen.

Bitte bevorzugen Sie für Tees und Brühe ausschließlich naturbelassene Produkte aus kontrolliert biologischem Anbau! Denn nichts wird im konventionellen Anbau mehr mit Schädlingsmitteln, Kunstdünger und Antioxidantien behandelt als Kräuter, Obst und Gemüse. Somit würden Sie bei Verwendung von Produkten, die keiner Bioware entsprechen, wiederum Gifte in den Organismus miteinschleusen und den Teufelskreis aufrechterhalten.

An einem kleinen Beispiel möchte ich dies verdeutlichen. Kaufen Sie einen Bioapfel und einen Apfel aus konventionellem Anbau vom Supermarkt. Reiben Sie beide Äpfel. Nach etwa 10 Minuten vergleichen Sie beide Früchte und Sie werden feststellen, dass der Bioapfel braun sprich oxidiert ist und der „Industrieapfel“ noch ziemlich sein helles Fruchtfleisch vorweist. Das bedeutet, dass die Antioxidantien ihre Arbeit verrichtet haben.
Nun stellt sich die Frage, welchen Sie mit allem drumherum wohl lieber essen. Den etwas bräunlichen aber unbehandelten Apfel oder den mit durch und durch Chemie behandelten Apfel? Ich weiß, das Auge isst mit, aber Ihr Körper und somit die Gesundheit auch!

Schritt 2
AUFFÜLLEN von Mineralien und Enzymen

Schüssler-Mineralsalze - gehen direkt ins Blut!

Bei einer Übersäuerung benötigt der Körper für einige Zeit zusätzliche Mineralstoffe bzw. Basen.
Wir haben uns an dieser Stelle für die bewährten **Mineralsalze nach Dr. Schüssler** entschieden. Warum? Der Einsatz dieser Mineralien ist eine einfache und risikolose Heilmethode für jedermann. Es handelt sich dabei um körpereigene Mineralsalze, die in der Apotheke rezeptfrei erhältlich sind.

Schüsslers Theorie nach resultieren Erkrankungen, so auch die Neurodermitis, aus einem Mangel an bestimmten Mineralstoffen, die für den Erhalt der Lebensfunktionen essentiell sind.
Als Folge leitete er ab: Mit Hilfe einer systematischen Zufuhr von Mineralstoffen in potenzierter Form kann der Heilungsprozess des Körpers aktiviert werden. Denn die Schüssler-Salze wirken im Organismus als mineralische Zellfunktionsmittel, da sie - im Gegensatz zu Mineralstoffen in Nahrungsmitteln – in ihrer Wirkung potenziert sind.

An dieser Stelle möchte ich deutlich machen, dass bei diesen Salzen nach Dr. Schüssler die homöopathische Aufbereitung (Verdünnung) nicht dem homöopathischen Ähnlichkeitsprinzip dient, sondern lediglich der besseren Bioverfügbarkeit.
Die Lehre Schüsslers besagt, dass die Zuführung der fehlenden Stoffe in solch einer Verdünnung erfolgen muss, dass der Übertritt des funktionssteigernden Salzes unmittelbar durch die Schleimhäute in Mundhöhle, Schlund und Speiseröhre direkt ins Blut und darüber an die Zelle erfolgen kann. Die Mineralien müssen somit nicht erst mühsam über den Verdauungstrakt aufgenommen werden, was möglicherweise durch einen „angeschlagenen" Darm nur sehr schwer möglich wäre!
Die Mineralstoffe entfalten Ihre Wirkung in der Zwischenzellflüssigkeit, an der Zellmembran oder an der Zelle selbst. Ebenfalls wird die Aufnahmefähigkeit der Mineralstoffe aus den Lebensmitteln verbessert.

Nachdem ich mehrere Bücher über die Lehre Schüsslers gelesen und verglichen habe, begannen wir zu „remineralisieren", um dem Körper genügend „Treibstoff" zur Verfügung zu stellen und einen reibungslosen Stoffwechsel zu gewährleisten.

Bei Neurodermitis kommen je nach Erscheinungsbild verschiedene Mineralien zum Einsatz. In dem Buch

„Mineralstoffe nach Dr. Schüssler" von Richard Kellenberger wird sehr gut beschrieben, welche Salze bei den entsprechenden körperlichen als auch emotionalen Zuständen in Frage kommen. Sollte es nach einiger Zeit mit dem Mittel der Wahl nicht zum gewünschten Erfolg kommen, können je nach Beschwerdebild die Salze variiert werden.
Wir haben uns für die Mineralien mit den Nummern 2,4,6,7,9 bei Neurodermitis entschieden, da diese am Besten zu den entsprechenden Symptomen passten.

Morgens verabreichten wir die **Nr. 2 Calcium** phosphoricum zusammen mit der **Nr. 4 Kalium chloratum** mit jeweils 2 Tabletten.
2 Calcium phosphoricum kann als Lebenssalz bezeichnet werden. Es verrichtet seine Arbeit im wesentlichen an der Zellmembran und reguliert die Durchlässigkeit. Es ist ein Aufbaumittel und steuert überreagierende, abbauende Stoffwechselprozesse. Das Salz eignet sich für Kinder im Entwicklungsstadium und Menschen, die lebhaft und doch schnell erschöpft sind.
Das Mittel wird zur Blutbildung der weißen und roten Blutkörperchen benötigt. Die weissen, aus Eiweiß bestehenden Blutkörperchen haben eine Schutzfunktion im Körper. Sie sind fähig fremdartiges aufzunehmen und unwirksam zu machen.
Calcium phosphoricum hat eine beruhigende Wirkung

auf das Nervensystem. Es ist darauf zu achten, dass Zucker (Süßes) sowie denaturierte Nahrungsmittel und Getränke gemieden werden, um das Calcium phosphoricum nicht als Bindemittel für die anfallenden Säuren zu verbrauchen. Das Salz ist ein unterstützendes Mittel bei Allergien aller Art, wenn man zu Absonderungen neigt.
Calcium phosphoricum ist ein Langzeitmittel und sollte bei Kindern mindestens ein halbes Jahr oder je nach Befindlichkeit noch länger eingenommen werden.

4 Kalium chloratum ist ein bedeutender Betriebsstoff für die Drüsen im Verdauungsbereich, also im Magen, Darm, der Leber und Bauchspeicheldrüse. Die Drüsen haben die Aufgabe Fremdstoffe zu neutralisieren und die somit entstandenen Giftstoffe über den körperlichen Reinigungsprozess auszuschütten.
Desweiteren ist Kalium chloratum blutreinigend und wirkt sich positiv auf die Fliesseigenschaft des Blutes aus. Es ist anzumerken, dass Milchprodukte sehr viel Kalium chloratum verbrauchen.

Mittags verabreichten wir die **Nr. 9 Natrium phosphoricum** mit 2 Tabletten.
9 Natrium phosphoricum ist das Mineral für den Säureausgleich. Es versetzt den Organismus in die Lage insgesamt alle anfallenden Säuren zu regulieren, aus-

zuscheiden oder abzubauen. Das Salz ist ebenso ein wichtiges Lymphmittel. Wenn es bei Kindern fehlt, die überwiegend mit Milchprodukten, Weißmehlerzeugnissen und Zucker ernährt werden, führt das in den Lymphdrüsen zu einem Milchsäureüberschuss. Wenn durch die einseitige Belastung der Vorrat an diesem Mineralstoff immer mehr abnimmt, nimmt im Gegenzug die Säurebelastung im Körper immer mehr zu.
Mir ist aufgefallen, dass unser Kind am Halsbereich stets vergrößerte Lymphknoten hatte, was ein Hinweis auf einen Mangel an Natrium phosphorikum sein könnte. Nachdem wir ihm dieses Salz eine Zeitlang verabreichten, konnten wir eine Abschwellung der Lymphknoten feststellen.

Abends gaben wir die **Nr. 6 Kalium sulfuricum und die Nr. 7 Magnesium phosphoricum** mit je 2 Tabletten.
6 Kalium sulfuricum ist ein Mittel für die Oberhautschichten, es aktiviert den Zellstoffwechel und sorgt für die Sauerstoffübertragung ins Zellinnere. Es gilt als Salz der Entgiftung und Wiederherstellungsphase.
Kalium slufuricum unterstützt die Neubildung der Haut nach entzündlichen Prozessen. Auch der äußeren Anwendung in Form einer Salbe oder Wickel kommt eine große Bedeutung zu.
Durch die Einnahme nach 17 Uhr wird die Wirkung des Mittels begünstigt.

Magnesium phosphoricum spielt sowohl intrazellulär als auch extrazellulär eine zentrale Rolle und ist das Salz der Nerven- und Muskelzellen und hilft bei Juckreiz und überschießenden Spannungszuständen. Dazu wirkt es antiallergisch.

Die Auswahl und Dosierung einzelner Salze erfolgt danach, welches am besten zur Gesamtsituation passt. Dazu ist es empfehlenswert, sich über Bücher zu informieren oder sich von einem geschulten Therapeuten oder Apotheker beraten zu lassen.
Die Haupt-Anwendungsweise der Schüssler-Salze ist sehr unkompliziert, denn sie werden nacheinander einzeln in den Mund genommen, wo man sie langsam auf der Zunge zergehen lässt. Am besten eine halbe Stunde vor dem Essen.
Schon bereits Säuglingen können die Tabletten in gelöster Form am besten über die Brei-Methode (1 Tablette als Brei in abgekochtem Wasser lösen und in die Wangeninnentasche streichen bzw. vor dem Stillen auf die Brustwarze auftragen), andernfalls mit dem Fläschchen oder der Brei-Mahlzeit gegeben werden.

Achtung: Wenn die Tabletten in Wasser gelöst werden, darf kein Löffel aus Metall verwendet werden!
Nutzen Sie Plastik oder Holzbesteck.

Sehr gute Behandlungserfolge durch Enzyme!

Die Erkenntnis, dass Vitalstoffe bzw. Enzyme in organischer Form eine weitere Säule für unsere Gesundheit und Aussehen sind, war für uns zusätzlich von elementarer Bedeutung.

Zur Übersäuerung kommt eine weitere Ursache hinzu, nämlich die gewaltige Unterversorgung körpereigener Enzymverbände, wodurch das natürliche Regulationssystem des Menschen gestört wird.

Wir sind dabei auf „aufgeschlossene Enzyme" in flüssiger Form, kurz „Regulate" genannt gestoßen, die über die Kaskaden-Fermentation gewonnen werden.

Die Kaskaden-Fermentation ist ein patentiertes Herstellungsverfahren im Bereich der Fermentation. Durch eine hochsensible, genau einzuhaltende Gärungsformel gelingt es, die lebensnotwendigen Enzyme aus der Nahrung zu konzentrieren, diese aufzuschließen und mit Schwingungsenergie zu beschicken.

Durch das Verabreichen aufgeschlossener Enzyme eröffnet sich ein grundlegend neuer Ansatz, den eigenen Organismus wieder in sein Gleichgewicht zu bringen.

Stoffwechselentgleisung, Übersäuerung und Allergieausbrüche wie Neurodermitis, wird nachweislich durch die Gabe aufgeschlossener Enzyme (Regulate) in aktivierter Form entgegen gearbeitet. Auch äußerlich angewendet vollbringen Regulate erstaunliche Wirkungen nach dem Grundsatz:
Heilung gelingt nur durch Selbstheilung!

Was bedeutet „körpereigenes Enzymsystem"?

- Der Mensch besteht aus 70 Billionen Zellen.
- Täglich vollzieht unser Körper 200 Millionen chemische Prozesse.
- Jeder einzelne Prozess wird gesteuert und geregelt durch ein dafür ganz speziell vom Körper selbst hergestelltes Enzym.
- Im Medizinlexikon steht: „Leben" ist das geregelte Zusammenwirken aller Vorgänge, die von den Enzymen im Körper geleistet werden.
- Krankheit ist demnach sinngemäß die Störung des harmonischen Zusammenwirkens der Enzyme.
- Die Enzyme des Körpers arbeiten übergreifend. Aktiviert sich ein einziges Enzym, so wird augenblicklich eine ganze Kaskade an Enzymen in Bereitschaft gestellt.
- Statistiken beweisen, dass die vorgegebene Lebensdauer und Lebensqualität eines Menschen proporti-

onal von der Funktionstüchtigkeit des körpereigenen Enzymsystems abhängen.

Um vital und gesund zu bleiben, kommt es darauf an, dieses Enzymdepot aufrecht zu erhalten.
Der Garant hierfür wäre eine naturbelassene Kost, die für die Zufuhr der notwendigen Enzymbestandteile sorgt.

Laut weltweiten Untersuchungen leiden über 80% der Bevölkerung an Vitalstoff- bzw. Enzymmangel. Die ersten Symptome dafür sind Infektanfälligkeit, Hautprobleme, Verdauungsstörungen, Müdigkeit und Konzentrationsschwäche.

Gründe für Enzymmangel in der Nahrung sind:
Früh ernten, lange Lagerzeiten und die weitere Verarbeitung der Nahrung in den heutigen Lebensmittelfabriken mit Bestrahlung. Erhitzen, Sterilisieren, Konservieren bedingen einen nicht auszudenkenden Verlust an lebenswichtigen Enzymen und anderen Aktivstoffen.
Fast-Food-Speisen beispielsweise haben einen Nährwert, der sich der bedrohlichen Zahl „0“ nähert und fast ausschließlich dem Dickmachen dient.

Für die Gesundheit des Menschen ist die volle Aktivität seiner körpereigenen Enzyme Voraussetzung, denn körpereigene Enzyme regeln:

- Bindung und Abtransport aller Gifte und freien Radikale
- Wundheilung und Schmerzlinderung
- das Gleichgewicht in Magen und Darm
- Fehlsteuerungen, die Autoimmunkrankheiten auslösen (z. B. Hauterkrankungen, wie Schuppenflechte)
- die Fließeigenschaft des Blutes (Vermeidung von Thrombosen)
- Freischaltung blockierter Nervenleitungen
- das hormonelle System
- den Heilungsprozess bei Infektionskrankheiten
- die Erkennung und Vernichtung entarteter Zellen

Die Einnahme von Vitaminen, Spurenelementen, Mineralien und Enzymen ist aber nur begrenzt wirksam, denn:

- Krankheiten im Verdauungs-, Magen- und Darmbereich verhindern eine Aufnahme teilweise komplett.
- Selbst hoch dosierte Vitaminpräparate können nur zur Wirkung kommen, wenn der Körper nicht unter Enzymmangel leidet.
- Chemisch produzierte Vitamine und Spurenelemente werden vom Körper nicht gerne angenommen, weil die lebendige Schwingungsenergie fehlt.

• Herkömmliche Enzympräparate haben eine begrenzte Wirksamkeit, denn...
1. erhält man in Tabletten bislang nur Enzyme aus Früchten, die für den Europäer fremd sind (Papain aus Papaya und Bromelain aus Ananas), und
2. decken die bisherigen Präparate mit maximal zwei bis drei Enzymen in keiner Weise den Enzymbedarf unseres Körpers (der Mensch benötigt täglich 10000 Enzyme, wahrscheinlich noch viel mehr), und
3. sind Enzyme riesige Eiweißkörper, die in ihrer nichtaufgeschlossenen Form vom Körper nur zu einem geringen Prozentsatz aufgenommen werden.

Kaskaden Fermentation
Diese patentierte Art der Fermentation ist eine bahnbrechende Entdeckung unserer Neuzeit. Endlich gelingt es dadurch, der enzymatischen Unterversorgung gezielt auf natürlichem Weg entgegen zu wirken. Die Kaskaden Fermentation erfüllt nämlich grundlegende Forderungen:

- Die Enzyme aus Früchten, Nüssen und Gemüse wer den vermehrt und konzentriert.
- Diese Vielfalt an Enzymen wird aufgeschlossen. Das bedeutet, dass die Enzyme in ihre Wirkeinheiten zerlegt werden. Dieser Prozess der Aufschlüsselung der Enzyme bedingt, dass die einzelnen Enzymstrukturen

nun eine kleine molekulare Größe haben. Dadurch gelangen sie unmittelbar über die Mundschleimhaut, ja sogar durch die Haut, direkt in die Blutbahn. So stehen sie unserem Organismus wie in einem Selbstbedienungsladen unmittelbar zur Verfügung.

• Durch die Welle der Kaskade (besondere Fermentationsformel) werden die Enzymfragmente mit Schwingungsenergie geladen, so dass diese in Sekundenschnelle als körpereigene Enzyme wirken können.

Es gibt mittlerweile mehrere Kaskaden-Fermentationspräparate, die unter dem Sammelbegriff „Regulate" geführt werden. Sie erfüllen alle den hohen Anspruch, die Grundlage für eine konzentrierte Gesundheit in der heutigen Zeit zu liefern.

Regulate finden innerlich und äußerlich Anwendung:

• **Innerlich** eingenommen gleichen Regulate einem biologischen Festmahl! Sie beugen Krankheiten vor, unterstützen Heilungsvorgänge bei fast jeder Krankheit in erstaunlicher Intensität, verjüngen und schenken Energie.

• **Äußerlich** auf der Haut angewendet wirken Regulate auf verschiedenartige Weise und beschleunigen deutlich die Heilungsprozesse. Eine schmerzstillende Wirkung ist festzustellen. Die Haut wird weich und verjüngt sich.

Wirkungen der Regulate

- **Bildliche Darstellung:** Unser Enzymsystem ist miteinander vernetzt, wie die Maschen eines Strickpullovers. Jede einzelne Masche ist ein unentbehrlicher Teil des Ganzen. Löst sich nun eine Masche auf, kann diese sofort vom Regulat neu zur Verfügung gestellt und eingebunden werden.

- **Medizinische Darstellung:** Regulat komplettiert das körpereigene Enzymraster. Abwehrstoffe werden dadurch vermehrt produziert und ein fehlgesteuertes Immunsystem wird wieder in die richtigen Bahnen gelenkt. Regulat bewirkt humorale Kommunikation im enzymatischen und hormonellen Bereich! Regulat aktieviert Neurotransmitter bzw. Botenstoffe.

- **Verwertung der Nahrung im Darm:**

Beispiel 1: Geben Sie Obst- und Gemüseabfälle in eine Schüssel und lassen Sie diese drei Tage im Warmen stehen. Ergebnis: Alles beginnt zu faulen und übel zu riechen. Genauso sieht es in unserem Darm aus, wenn sich falsche Bakterien angesiedelt haben. (Dies ist übrigens sehr häufig der Fall).

Beispiel 2: Geben Sie wieder Ihre Abfälle in die Schüssel und besprühen Sie den Inhalt mit Regulat.
Ergebnis: Kein Fäulnisprozess, kein übler Geruch, son-

dern sauberer Abbau der Nahrung. Regulat sorgt für eine gesunde Darmflora und damit für eine natürliche, ungestörte Verdauung. (Alleine durch diese Eigenschaft sind automatisch viele Heilungsprozesse gewährleistet).

- **Giftausleitung:**

Menschen und Tiere werden durch zu viele Schwermetalle, Gifte aller Art, Eiweiß und Stoffwechselrückstände geschädigt. Dieses „Zuviel“ kann kaum mehr bewältigt werden. Nieren, Leber etc. sind überfordert, die anfallenden Gifte ersticken den Körper geradezu. Wir leben dann im Vergiftungszustand.
Regulate bewirken eine Giftausleitung und eine Umstimulierung des Gewebes und der Zellen durch Regulierung des Säure-Basenhaushalts: Innerhalb von drei Monaten gelingt es den Regulaten, den Organismus von Grund auf zu entsäuern.

- **Wirkung über die Haut:**

Die winzigen, energetisierten Enzymfragmente besitzen ein heilendes Kraftpotential!
Durch Aufsprühen von Regulaten auf die Haut reicht die Wirkung von der äußeren bis in die tiefen Hautschichten. Oftmals werden Regulate als Überträger heilender Informationen bezeichnet, weil ihre Wirkungsstärke derart intensiv ist.

Ausserdem steigern Regulate die Wirkung homöopathischer Präparate. Es wirkt als Katalysator für heilende Prozesse.

Welches Produkt?
Wir haben uns für das **„Rechtsregulat® Bio“** von Dr. Niedermaier in flüssiger Form entschieden und damit sehr gute Behandlungserfolge erzielt, indem wir das Regulat sowohl innerlich als auch äußerlich angewandt haben.

• Therapieplan:

Innerlich: 3 x täglich 1 EL, bei Kindern unter 12 Jahren entsprechend weniger.

Ich empfehle bei Kindern das Regulat mit einem halben Glas Apfelsaft gemischt zu verabreichen, da es geschmacklich Ihrem Kind sonst zu sauer schmecken könnte.
Nahrungsumstellung auf Vollwertkost und zumindest anfangs, Verzicht auf Fleisch und Wurst sind unerlässlich. Zucker Weißmehl und industriell verarbeitete Lebensmittel meiden.

Äusserlich: Zur Heilung der Haut und gegen Juckreiz Regulat 1:1 mit Wasser verdünnt, aufsprühen.

Nachts sollten damit Wickel gemacht werden.
Bei intensiven Unruhezuständen in der Nacht kann man folgende Zusatztherpie machen:
Acht Wattepads mit Regulat tränken und zwischen die Zehen klemmen. Darüber weite Socken anziehen - und der Schlaf ist gesichert.

Durch die komplexe Wirkung aller ausgewählten Mineralstoffe und den Enzymen erwies sich die Haut unseres Lieblings schon bald als beschwerdefrei und wir waren wirklich erleichtert, diese wirkunsvolle und effektive Methode gefunden zu haben.
Die roten Stellen im Gesicht sowie an Hand- und Fußgelenken verschwanden zusehends und blieben sogar ganz aus. Ich habe immer wieder die besagten Hautstellen kontrolliert, doch nichts!
Ich konnte es kaum fassen und auch nach Wochen – einfach nichts!

„*Was für eine Befreiung für Kind und Eltern!*“

Schritt 3 - BASISCH BADEN

Der dritte und ebenso wichtige Schritt neben der Remineralisierung ist das „Basenbad“, eine Lauge mit einem pH-Wert zwischen 8,5 und 9,5. Ein physikalisches Gesetz bewirkt nun, dass der Körper durch den entstehenden osmotischen Druck abgelagerte Säuren aus dem Körper leitet. Dabei diffundieren ab einer Badezeit von etwa 20 Minuten saure Lösungsmoleküle in den Bereich höherer basischer Konzentrationen. Giftige Substanzen und Säuren im Unterhaut-, Binde-und Fettgewebe lösen sich und werden aus dem Körper regelrecht ausgelaugt. Dies kommt im wahrsten Sinne des Wortes einer Müllabfuhr gleich.

Die einfachste und günstigste Methode ist, in dem Sie ca. 100g Natron (im Drogeriemarkt oder Apotheke erhältlich) auf ein Vollbad geben. Bei unserem damals 3 jährigen Sohn haben wir die Badewanne nur halb gefüllt und dem entsprechend auch nur 50g Natron verwendet. Achten Sie darauf, dass der größte Teil des Körpers mit Wasser bedeckt ist bzw. in Berührung kommt. Benässen Sie auch immer wieder das Gesicht mit dem basischen Wasser.
Wenn Sie noch ein Baby haben, können Sie dieses bedenkenlos in basischen Wasser baden, da es den opti-

malen pH-Wert wie das Fruchtwasser einer werdenden Mutter misst.
Sie können aber auch auf ein noch hochwertigeres Basenbad mit Mineralien und Edelsteinpulver wie beispielsweise Bergkristall, Aquamarin oder Rosenquarz aus dem Fachhandel zurückgreifen, um eine zusätzliche, heilende Wirkung über die feinstoffliche Ebene zu erzielen.
Diese werden in Drogeriemärkten, Reformhäusern oder Bioläden standardmäßig angeboten.
Laut Hersteller von Basenbädern ist es wichtig, die Mindestbadezeit von 30 - 45 Minuten einzuhalten, denn frühestens ab etwa 20 Minuten beginnt die eigentliche Ausscheidung. Während der Hauptentschlackung sollte man so lange wie möglich, ein bis zwei mal wöchentlich 1 - 2 Stunden baden.
Bei Kindern reicht eine kürzere Badezeit von 30-45 Minuten, was kein Problem von der Dauer her darstellen sollte. Wir haben unseren Sohn meist mit Wasserspielzeug oder indem wir selbst mit in die Wanne setzten bei Laune gehalten.

Die Badetemperatur sollte immer zwischen 37 und 38 °C liegen und aufrecht erhalten werden.
Die gefürchtete „schrumpelige Haut“ kommt auf Grund des hohen ph-Wertes nicht zustande.
Zur Erinnerung, Babys verbringen 9 Monate in basi-

schem Fruchtwasser, welches einen ph-Wert zwischen 8,5 und 9,5 beträgt. Bitte verwenden Sie während des badens keine Shampoos oder Waschzusätze, da diese den ph-Wert herabsetzen oder gar neutralisieren!

Sollten Sie den pH-Wert kontrollieren wollen, weil Sie möglicherweise eine überdurchschnittlich große Badewanne haben, so können Sie sich Indikatorpapier in der Apotheke (z.B. von Madaus) besorgen und messen. Sollte der Wert unter 8,5 ph liegen, dann geben Sie mehr Natron hinzu, bis Sie einen pH-Wert zwischen 8,5 und 9,5 erzielt haben.

Wenn Sie nach dem Badevorgang das Wasser nochmals auf den pH-Wert hin überprüfen, werden Sie feststellen, dass dieser um mindestens 0,5 - 1 Punkte gesunken ist, was zur Bedeutung hat, dass viele Säuren den Körper verlassen haben.

Die Moral von der Geschicht...

...ist, dass wir nach langem suchen, den Weg aus der Neurodermitishölle gefunden haben und uns bis heute täglich an einer makellosen Haut unseres Sohnes sowie einem gesunden, lebensfrohen Kind erfreuen dürfen. Können Sie sich auch nur im geringsten vorstellen, wie

toll es sich anfühlt, von all den bekannten Symptomen und Strapazen befreit zu werden?
Eine Haut, die in Flammen steht gehörte von nun an der Vergangenheit an, soviel kann ich nach etwa einem Jahr ohne Rückschläge guten Gewissens behaupten.
Möchten auch Sie oder Ihr Kind wieder eine Babyhaut zurück und ein neues Körpergefühl spüren? Dann sollten Sie den Pfad der Mittelmäßigkeit verlassen und nicht zögern, sondern noch heute den Grundstein zur Ernährungsumstellung legen und mit dem 3-Stufenplan zur Heilung beginnen.

Es gibt nichts zu verlieren, Sie können nur gewinnen!

Alle wichtigen Schritte im Überblick

• **Säuglingsnahrung:**
Bio-Ziegenmilch als Muttermilchersatz falls Sie nicht oder nicht mehr stillen können (statt Kuhmilch, Milchpulver oder anderen Milchersatzprodukten).
Wenn Ihr Baby schon älter ist und nur durch Milch nicht mehr satt wird, eignen sich zum andicken der Milch hervorragend Dinkel Schmelzflocken.

• **Hautpflege:**
Verwenden Sie Produkte mit einem optimalen basischen ph-Wert von 7,4 - die frei von künstlichen Farb- und Konservierungsstoffen sind.
Dies fördert den natürlichen Regenerations- und Rückfettungsprozess der Haut.
(Hier eignet sich z.B. die Pflegecreme von Töpfer)

Rechtsregulat auf entzündete Hautstellen aufsprühen.

• **Ernährungsumstellung:**
Umstellung auf vitalstoffreiche, basische Ernährung!

Streichen Sie so gut es geht Weißmehl, Zucker und tierische Produkte von Ihrem Speiseplan.
(Dinkelmehl statt Weißmehl, Honig statt Zucker)
Täglich „5 Hände voll“ frisches Obst oder Gemüse.
Verwenden Sie Produkte aus der heimischen Region und kontrolliert biologischem Anbau und vermeiden Sie konventionelle Industrienahrung, verarbeitete Lebensmittel sowie Fast Food!

• **Richtig gutes Trinken:**
Trinken Sie während der Entsäuerung Basentee oder Basenbrühe.
Parallel und nach der Entsäuerung stilles Wasser, Kräutertees oder Direktsaftschorlen.

(Meiden Sie gesüßte und kohlensäurehaltige Getränke sowie Kaffee, Schwarztee und Alkohol)

- **Führen Sie zusätzlich Mineralien und Enzyme zu**

Während der Entsäuerung (3-6 Monate) benötigt der Körper eine ausreichende Versorgung durch Mineralien und Vitalstoffe.
(Schüsslersalze und Rechtsregulat Bio)

- **Regelmäßig basisch baden**

Während der Entsäuerungsphase 1 - 2 mal die Woche ein basisches Vollbad.
Danach alle 1 - 2 Wochen ein basisches Voll- oder Fußbad.
Für 1 Vollbad benötigen Sie 100 g Natron.
Alternativ dazu können Sie auch ein Basenpulver mit Edelsteinzusätzen aus der Apotheke oder Reformhaus beziehen.

- **Kommen Sie in Bewegung**

Bewegen Sie sich täglich mindestens 20 Minuten an der frischen Luft und bringen Ihren Stoffwechsel in Gang.

Säure-Basen-Tabelle

Ernährungswissenschaftler empfehlen, sich mit 80% basenbildender und 20% säurebildender Kost zu ernähren.

Basenspender und -bildner	Säuespender und -bildner
Rohmilch, Ziegenmilch, Buttermilch, Sahne, Butter, Molke, Kefir, Eigelb, Tofu	Fleisch, Fisch, Geflügel, Wild, Wurst, Innereien, Eier (speziell Eiweiß) H-Milch, Quark, Joghurt, Hartkäse
Blattgemüse, Wurzelgemüse, Gemüsefrüchte, Zwiebel, Knoblauch, Sojaprodukte, Kräuter	Hülsenfrüchte: Linsen, Bohnen, Erbsen (Sojabohnen sind basenreich) Spargel, Artischocken, Rosenkohl
sonnengereiftes Obst	Obst aus Dosen
Kartoffeln, Dinkel, Buchweizen, Hirse, Amaranth, Quinoa	Getreideerzeugnisse aus: Weizengrieß, polierter Reis, Nudeln, Snacks Produkte aus Auszugsmehl: Weißbrot, Zwieback, Kuchen, Feingebäck
Trockenfrüchte ungeschwefelt, Honig, Ahornsirup, Agavendicksaft Mandeln, Kürbis- und Sonnenblumenkerne	Süßigkeiten: Weißer Zucker, Schokolade, Gummibärchen, Bonbons, Kekse,
stilles Wasser, Basenbrühe, Kräutertee, frische Obst- und Gemüsesäfte ohne Zuckerzusatz	kohlensäurehaltige und gesüßte Getränke, Nektare, Limonaden, Früchtetees, Schwarztee, Kaffee, Alkohol
kaltgepresste Pflanzenöle: Olivenöl, Kokosöl, Leinöl, Distelöl, Sonnenblumenöl	gehärete oder raffinierte Öle und Fette wie z. B. Margarine

Rezepte

Basenbrühe nach Aare Waerland:

Zutaten:

- 1 Liter Wasser
- 3 mittelgroße Kartoffeln
- 1 Karotte
- 1 großes Stück Sellerie

Zubereitung:

Das Gemüse klein schneiden und im Dampfkochtopf 20 Minuten kochen. Kein Salz verwenden. Petersilie ist erlaubt. Wer keinen Dampfkochtopf besitzt, sollte 11/2 Liter Wasser nehmen und das Ganze zwei Stunden kochen. Das zerkochte Gemüse kann entsorgt werden, da es keinen Nährwert mehr hat. Das Gemüsewasser, besser gesagt, die Basenbrühe kalt oder warm trinken.
Die „Wunderbrühe“ täglich frisch zubereiten.
- *Die Mühe lohnt sich!* -

Bolognese vegetarisch

Zutaten:

50 g

Sojaschnetzel (Bioladen oder Reformhaus)

150

ml Gemüsebrühe (heiß)

5 EL

Olivenöl zum anbraten

3 EL

Tomatenmark

1 Zwiebel, 1 Knoblauchzehe, 2 Karotten, 1 Zucchini

200 ml Sahne oder Mandelmilch

Gewürze: frische Kräuter, Salz, Pfeffer

Zubereitung:

Übergießen Sie die Sojaschnetzel mit der heißen Gemüsebrühe und lassen die Schnetzel ca.10 Minuten zugedeckt darin aufweichen.

Schneiden Sie in der Zwischenzeit Karotten und Zucchini in dünne Scheiben.

Öl in einer Pfanne erhitzen, klein geschnittene Zwiebel und Knoblauchzehe dazu geben und goldgelb anbraten, dann Tomatenmark zugeben und ebenfalls kurz in der Pfanne mitanschmoren, anschließend die aufgeweichten Sojaschnetzel zugeben und wie Hackfleisch anbraten, geschnittenes Gemüse hinzufügen, kurz mitanbraten, danach alles mit Sahne aufgießen und 20 Minuten kö-

cheln lassen.
Schmecken Sie die Bolognesesoße nach Ihrem Geschmack mit frischen Kräutern, Salz und Pfeffer ab.
Das Gemüse kann nach Belieben ausgetauscht werden.

Zucchini-Spahetti alla Carbonara
(Das vegane Lieblingsrezept von Attila Hildmann)
Zutaten:
100 g
weißes Mandelmus
160 g
Räuchertofu
1 Zwiebel, 1 Knoblauchzehe
5 EL Olivenöl
abgeriebene Schale von ½ Bio-Zitrone,
1 TL Zitronensaft, ½ Bund Petersilie
jodiertes Meersalz, schwarzer Pfeffer aus der Mühle
5 Zucchini (ca. 1 kg)

Zubereitung:
Mithilfe eines Schneebesens Mandelmus und 240 ml Wasser vermengen. Petersilie waschen, trocken schütteln und die Blätter fein hacken.
Räuchertofu in kleine Würfelschneiden. Zwiebel und Knoblauchzehen schälen, beides fein hacken. 2 EL Oli-

venöl in einer Pfanne erhitzen. Räuchertofu darin ca. 3 Minuten anbraten.

Zwiebel- und Knoblauchwürfel zugeben und 3 Minuten mitbraten. Mandelmus-Mix, Zitronenschale, Zitronensaft und Petersilie dazu geben, kräftig mit Salz und Pfeffer würzen.
Carbonara kurz aufkochen und andicken lassen.

Zucchini waschen und mit einem Spiralschneider zu Spaghetti schneiden. Mit 2 EL Olivenöl und etwas Meersalz mischen, vorsichtig unter die heiße Soße heben und 1 Minute darin erhitzen.
In Pastatellern anrichten, mit etwas Olivenöl beträufeln und mit schwarzem Pfeffer übermahlen.

Dinkelbrot

500 g
Mehl, (Dinkelvollmehl)
250 g
Mehl, glattes
2 Pkt.
Hefe, (Trockenhefe od. 1 Würfel frische)
2 TL
Salz

3 EL
Gewürzmischung für Brot
4 EL
Leinsamen, (in etwas Wasser 10min quellen lassen!)
4 EL
Sesam
4 EL
Sonnenblumenkerne
4 EL
Kürbiskerne
1 EL
Honig
3/4 l
Wasser, lauwarmes

Zubereitung:
Alle trockenen Zutaten vermengen. Die flüssigen Zutaten mit dem Handrührgerät unterkneten. Kastenform ausfetten und mit Körnern bestreuen. Den Teig einfüllen. Eine Stunde gehen lassen. Die Teigoberfläche mit etwas Wasser beträufeln und dann das Brot bei 190°C ca. 1 Stunde backen!
Aus dem Teig können auch Brötchen gebacken werden!

Powershake *als Frühstück oder Zwischenmahlzeit*

Zutaten für 1 Glas

40 g Dinkelflocken
20 g gepopptes Amaranth
400 ml Mandel- oder Sojamilch
35 g Agavendicksaft
1 EL geröstete Haselnusskerne
1 EL Walnusskerne
1 EL Leinsamen
4 Eiswürfel
100 g Heidelbeeren oder Banane oder Erdbeeren oder Himbeeren oder Pfirsiche................

Zubereitung:

Alle Zutaten im Mixer durchmixen.

Quellennachweise

„Übersäuerung-Krank ohne Grund"
von Norbert Treutwein

„Jungbrunnen-Entsäuerung" von Kurt Tepperwein

„Die Entsäuerungsrefolution"
von Hannelore Fischer-Reska

„Die Säure-Basenbalance" von GU

„Der Darm ist mitschuld"
von Albert Hesse und Ralf Meyer

„Diagnose: Endlich gesund! Spektakuläre Heilerfolge mit kaskadenfermentierten Enzymen" von Medicatrix

„Die 12 Salze des Lebens"
v. Angelika Gräfin Wolffskeel v. Reichenberg

Mineralstoffe nach Dr. Schüssler
von Richard Kellenberger und Friedrich Kopsche

Schüsslersalze von Hermann Straubinger

„Die Vitalstoffentscheidung" von Dr. med. Petra Wenzel

Kochbuch „Vegan for Fit" von Attila Hildman

Haftungsausschluss

Lieber Leser, obwohl ich die hier aufgeführten Informationen nach bestem Wissen und Gewissen erprobt habe und an Sie weitergebe, weise ich Sie darauf hin, dass jede Umsetzung meiner Empfehlungen in Ihrem eigenen Ermessen liegt.
Es ist nicht meine Absicht, eine Diagnose zu stellen oder Verordnungen zu erteilen. Wenn Sie die folgenden Ratschläge ohne Therapeuten anwenden, entscheiden Sie sich für eine Selbstbehandlung, ein Recht, das Ihnen zusteht.
Autoren, Personen, Vertreiber und Händler, die in diesem Ratgeber erwähnt werden, können weder juristische Haftung noch Verantwortung für eventuelle Folgen übernehmen, die direkt oder indirekt im Zusammenhang mit den aufgeführten Anwendungen resultieren.
Außerdem erfolgt keine Garantie für die empfohlenen Gesundheitsmaßnahmen, die im Folgenden erläutert werden.
Nehmen Sie bei ernsthaften Beschwerden professionelle Hilfe in Anspruch.

12670138R00075

Printed in Germany
by Amazon Distribution
GmbH, Leipzig